曲黎敏

精讲《黄帝内经》

内經

四

曲黎敏

著

阴阳离合论
阴阳别论

天津出版传媒集团

天津科学技术出版社

图书在版编目（CIP）数据

曲黎敏精讲《黄帝内经》. 四 / 曲黎敏著. -- 天津:
天津科学技术出版社, 2021.5
　　ISBN 978-7-5576-8922-3

　　Ⅰ. ①曲… Ⅱ. ①曲… Ⅲ. ①《内经》—研究 Ⅳ.
①R221

中国版本图书馆CIP数据核字(2021)第060149号

曲黎敏精讲《黄帝内经》四
QULIMIN JINGJIANG HUANGDINEIJING SI

责任编辑：孟祥刚

责任印制：兰　毅

出　　版： 天津出版传媒集团
　　　　　　天津科学技术出版社

地　　址：天津市西康路35号

邮　　编：300051

电　　话：（022）23332490

网　　址：www.tjkjcbs.com.cn

发　　行：新华书店经销

印　　刷：三河市金元印装有限公司

开本 700×1000　1/16　印张19.5　字数190 000
2021年5月第1版第1次印刷

定价：69.80元

阅读经典，如一场精致的恋爱。刚开始你可能不懂，但她身上仿佛有种魔力，会促使你一遍遍重读，然后就像一场越来越亲密的促膝谈心，我们渐渐彼此深知、深恋，精思深悟无不相契于心。虽然，人一生可以读很多书，但只有一二经典，必须常读，且常新。随着我们的成长，经典在原创性之外又不断地革新，于是便让我们保持了对她终生的迷恋。这，就是经典的魅力。

想来，我们一起学习《黄帝内经》快三年了，《黄帝内经》精讲系列已经出了三本。那最初的因，是核，渐渐就长成了树，就结了果。如此这般，再结了核，被风吹到远方，于是，一切又重新升始……

那最初的核，不可思议，也无善恶。每每结的果，再结的核，也不可思议，但组成了世界的繁盛和美丽。

终其一生，我们好像都在做两件事，一个是"追求"，一个是"找回"。"追求"，会让我们身处一个充满不确定的未来。而"找回"，则是重新找到那个曾经拥有的实在，那些固有的、稳定的、美好的曾经，会抚慰我们狂奔的心灵。

从来都是，回头是岸。地球已然没有了新大陆，我们颠簸在海浪之上的人生，总有一天，要踏上归程。

曾有一个阿拉伯故事：一人外出寻宝，走遍世界。久之，亲益老，家益贫。无奈，归家。清理荒芜之园，掘地得金。这应该是个修行的故事吧，我们总以为美好在远方，其实，最美好的，从未远离。

如果，我们只是因为打开了一本书，而收获了喜悦，而平静了血脉，而有了些微的开悟，而有了一段美好的生活，那我们，便是个幸福的人……

我们曾经在一起，我们还在一起，我们永远在一起……只因为一部经典。这，真是了不起的缘分和美好，谢谢大家。

2020 年，大家都会铭记在心，因为一场疫情，我们见证了历史。正因为这场疫情，我们也更深刻地体会了"自救"的意义。这一年，我依旧在平台上逐字逐句讲《黄帝内经》，也在喜马拉雅 FM 上讲《伤寒论》，如此勤奋，不只是使命，还有深沉的爱——爱经典的慈悲，爱大家的善良。我只想用平静的声音，用柔和的心境，安抚和我一样渴望世界和平、渴望健康快乐、渴望美好绽放的众多心灵。

2020 年 6 月 12 日于元泰堂

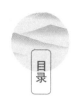

目录

阴 阳 离 合 论 篇 第六

　　中国文化的精髓就在于阴阳，把握了阴阳，你就是个中医高手。到了《黄帝内经》里，阴阳就是三阴、三阳。《阴阳离合论篇》，主要是论述三阴三阳开、阖、枢的问题。

　　气血是什么？气为阳，血为阴，气血即阴阳。自身阴阳和天地阴阳相应，就是"人亦应之"。气血足，天一黑，人就困，天一亮，人就醒，这就是和天地阴阳合了，就没有失眠的问题。

　　中医认为，人体中的十二条经脉恰与十二时辰相对应，五脏六腑又与十二经脉相对应，因此，我们的脏腑也有了不同的阴阳属性。

　　肝魂不与肺魄合，人就入睡难；肺魄不降，人就多梦。肝魂本性向上，需要有阴魄拽住它；肺魄本性向下，需要肝魂吸引着它。

阴 阳 别 论 篇 第七

《阴阳别论篇》的"别",是另外、特殊的意思。由于本篇所论脉之阴阳,侧重于其在三阴三阳病证诊断方面的意义,与他篇所说的阴阳含义有所不同,故得此名。

同样是浮脉,若浮中有紧象,就属于伤寒;若浮中有虚象,就是伤暑;浮数,就是伤风;浮迟,就是伤湿,一毫之错,方向即错。

阳脉有五种,就是春微弦,夏微钩,长夏微缓,秋微毛,冬微石。你看,生命正常的状态都是"微",而不能过强或过弱。

懂得了道理,生活中就会用了,比如逢冬、逢寒,要爱护心;逢春、逢风,要小心脾;逢夏、逢热,要养护肺;逢秋,要爱护肝;逢长夏、逢湿,要养护肾。

阴阳离合论篇

第六

我们的文化，从一开始，就知道"物"无法穷尽，而"道"是唯一可以涵盖"物"的，所以，我们把重点放在了"道"上，我们要"格"的，是气、阴阳、五行这些。因为，任何事物都是"气"的存在，都是阴阳的变化。

　　世界万物数不过来，研究不过来，"然其要一也"，"一"就是阴阳。不管三阴三阳，五阴五阳，就是两个字："阴阳"。

　　《素问·阴阳离合论》这篇，讲三阴三阳的问题。中国哲学史也讲阴阳问题，但只讲了阴和阳这两个概念，而且是按辩证法讲的，这就很难接近阴阳的真正内涵。为什么？因为没有学习《黄帝内经》。再者，现在大家都知道《易经》了，《易经》没讲阴阳，《易经》经文里只出现一次"阴"，还是通假字，通树荫的"荫"。但《易传》里讲阴阳了，说：乾，阳物也，坤，阴物也。乾坤，其易之门也。即明晓乾坤的意蕴，就可以贯通《易经》的全部。它论述阴阳比中国哲学史的论述深入些了，但也只说了四层：老阴、老阳、少阴、少阳。把阴阳分出老少来，这个是《易传》里的分法。其实，中国文化的精髓就在于阴阳，把握了阴阳，你就是个中高手。到了《黄帝内经》里面，阴阳就是三阴、三阳。《阴阳离合论》这一篇，主要是论述三阴三阳开、阖、枢的问题。把这一篇弄懂了，对学习《伤寒论》的六经辨证，会有极大的帮助。

　　在中国古代，阴阳之气的量化有两套系统，一是阴阳与四气，二是阴阳与六气。

　　阴阳与四气的表述与《易传》的四象相关：少阳（对应春季）、老阳（对应夏季）、少阴（对应秋季）、老阴（对应冬季）。此四象不涉及五行，纯粹以太阳的运动为准，即"阴阳之分，以日为纪"(《易阴阳》)。冬至、夏至测准了，四时八节的次序就确立了。

从天文学上说，《易传》之阴阳四象为北温带所共有的天象，二至、二分将黄道圈（太阳的周年视运动）分为四气：从冬至点到春分点为少阳；从春分点到夏至点为太阳；从夏至点到秋分点为少阴；从秋分点到冬至点为太阴。二分点春分、秋分，阴阳（明暗）平均，二至点夏至、冬至，则是阳之极与阴之极。

阴阳之气的量化的第二套系统则是医道的三阴三阳理论。阴阳作为中国古代哲学的重要范畴，已有诸多讨论，但大多集中在阴阳定性研究以及阴阳观的流变探讨，对中医的三阴三阳学说往往重视不够或语焉不详。实际上，在阴阳学说的发展史上，三阴三阳的问题至关重要，它不仅是中国传统医学向中国哲学范畴的重大发展，而且是阴阳学说当中一个质的改变。即从对阴阳的定性研究，转为对阴阳双方的具体的定位、定量标定，而阴阳的由三到一、由一到三又指明了疾病的传变方向，由此三阴三阳本身就具有定位、定量、定性、定向四种含义。因此研究中医理论中的三阴三阳学说，对重新认识中医理论框架有重要意义。

关于这篇的名称，何谓离合？明代医家张景岳《类经·九卷 经络类·二十九》说："分而言之谓之为离，阴阳各有其经也。并而言之谓之合，表里同归一气也。"这句是说，阴阳各自分着说，为"离"；阴阳合在一起说，无论表里，皆是一气。张景岳是明代的著名医家，从小喜欢兵法，后来从军并习医，曾把《素问》《灵枢》打乱，按自己的理解重新编纂了《类经》，又因为喜欢《易经》，是第一个提出"医易同源"的人，著有《医易义》。喜欢《易经》和医学的人，可以去看他的书。

关于离合，高士宗《素问直解》云："离则有三，合则为一，从三而十百千万皆离也；三阳归于一阳，三阴归于一阴，皆合也。"此说亦可。

同时，这一篇还要与《灵枢·根结》篇对应着一起讲。所以实际上我们讲了两篇。

一

气血应天地日月

> 黄帝问曰：余闻天为阳，地为阴，日为阳，月为阴，大小
> 月三百六十日成一岁，人亦应之。今三阴三阳，不应阴阳，其
> 故何也？

黄帝的提问，都是深思熟虑后问出来的大话题，素问，就是平素问答。《素问》的重要，在于它的问题都是黄帝提出来的。到了《灵枢》里面，提问者就有黄帝的学生雷公。黄帝提的问题，都是天地阴阳、生死之大事；而雷公提的问题，都很浅显，比如雷公会问，女人哭，为什么有的有眼泪，而有的没有眼泪，等等，有点像我们总是关心无聊的小事。因此黄帝回答雷公的提问时便有点不耐烦。

余闻天为阳，地为阴，日为阳，月为阴，

上本书我们讲了"阴阳应象"，阴阳，在天地间最大的象，一个是天，一个是地；一个是日，一个是月。天地和日月，还是有差异的，天，指生生不息，地，指生长化收藏；日，指运化，月，指寒凝。这都叫应象，象

不同，所指的内涵自然不同。

如果按中医教材里的解释，说凡是热的、上升的、明亮的统统为阳。可你说热到多少摄氏度为阳？80摄氏度和60摄氏度谁是阳？这样的定义，显然不清不楚。事实上，中国古代经典在给事物下定义时，都采取了一种模糊的，而非绝对的态度，这恰恰是以一种发展的眼光在看待事物。西方给事物定义时，总说"是"什么，事物发展后，便重新定义，但一定是对先前定义的否定。中国传统文化则一开始就看到事物的多样性和变化性，东方思维只说事物"像"什么，所以，这是一个开放的定义。于是在现代西方经典力学而起的相对论、量子力学、模糊理论、混沌学等学说中，东方思维及文化不再古老而陈旧，而一跃成为极富魅力的关于未来的学说。总而言之，中国传统文化是一个过度早熟的文化，从产生开始，它就有着圆融与丰满的特性，否定它，便是否定了我们自己。在中国，浩瀚的历史长卷无非是在表明我们对传统的尊重和对历史的执着，我们既是传统的捍卫者，也是文化的诠释者。

中国的圣人都是"打比方"的高手，"打比方"用的就是"象思维"。"打比方"的高手一个是《黄帝内经》，一个是《易经》，一个是《道德经》；到了庄子，索性直接就用寓言来说道理了。《易经》为了解释"乾卦"，就用父亲、太阳、圆融、马等来"打比方"。我们中国人把人才比喻成马，这是什么意思？意思是马是需要养的。人才分两种，一部分像马，他们为成功而劳作，这些人，要养，要高薪聘用，不能让他干太多活，不要把他逼死，要给他自由空间；另一部分像驴，相对低级一点，只为薪酬而活，能干具体而程序化的活儿，企业里没有这些人也不成。学中国传统文化什么都要懂，尤其要懂看人，中国传统文化的核心就是人，讲马不重要，关键是要通过马来识人。研究马的特性，最终是要知道人是什么样的。

再比如，马对应午时，对应五脏中的"心"，就是用马的火性和散性来比喻"心"的特性。而驴是水土特性，所以阿胶只能是驴皮熬制，中医说阿胶补心，实质上是它可以发挥收敛心火的作用，能收住、能不散，就等于"补"了。

所以中国文化，像《黄帝内经》前几篇什么都不讲，就讲一个东西南北、春夏秋冬和阴阳。上一篇是阴阳应象，东方在身体里应的什么"象"？在植物里它相当于树木，在人体里它相当于肝。所谓东方，是一系列的事物，在气上代表生发。西方这个系列就跟东方完全不同，西方代表金，其气沉降，相当于肺。如果肺气不沉，就说明你的睡眠状态也是沉不下去的。肺对应的神明是"魄"，"魄"收不回来就多梦。所以把医理弄通透了，脉象就通透。比如，如果这个人的肝魂升发不起来，就是另外一个象，这人就萎靡，就没劲，肝脉就濡软，所以一把到这样的脉，你就知道这人连脾气都没有。所以说"象"至关重要，《黄帝内经》反复讲阴阳，无非是在讲天地之大象。

大小月三百六十日成一岁，人亦应之。

《黄帝内经》时代，人们就知道一年是 365 天，算得非常精准。汉代以前中国的天文历法是全世界第一。

关于中国历法的开端，在《史记·五帝本纪》中有明确的记载，其中说："帝尧者，……乃命羲、和，敬顺昊天，数法日月星辰，敬授民时。分命羲仲，居郁夷，曰旸谷。敬道日出，便程东作。日中，星鸟，以殷中春。其民析，鸟兽字微。申命羲叔，居南交。便程南为，敬致。日永，星火，以正中夏。其民因，鸟兽希革。申命和仲，居西土，曰昧谷。敬道日入，便程西成。夜中，星虚，以正中秋。其民夷易，鸟兽毛毨。申命和叔，居北方，曰幽都。便在伏物。日短，星昴，以正中冬。其民燠，鸟兽氄毛。岁三百六十六日，以闰月正四时。信饬百官，众功皆兴。"

这段有几个要点：一是帝尧命令羲氏、和氏，遵循上天的意旨，根据日月的出没、星辰的位次，制定历法，谨慎地教给民众从事生产的节令。所以，羲氏、和氏，或指两个人，或指两个部族，是中国最早制定历法的人。

二是制定四方的祭祀。命令羲仲，住在郁夷——那个地方叫旸（yáng，阳）谷，恭敬地迎接日出，分步骤安排春季的耕作。春分日，白昼与黑夜一样长，朱雀七宿（xiù）中的星宿初昏时出现在正南方，据此来确定仲春之时。这时候，民众分散劳作，鸟兽交尾生育弱小。所以羲仲是负责祭祀春天的祭司。

又命令羲叔，住在南交，分步骤安排夏季的农活儿，谨慎地干好。夏至日，白昼最长，苍龙七宿中的心宿（又称大火）初昏时出现在正南方，据此来确定仲夏之时。这时候，民众就居高处，鸟兽毛羽稀疏。

又命令和仲，居住在西土——那地方叫作昧谷，恭敬地送太阳落下，有步骤地安排秋天的收获。秋分口，黑夜与白昼一样长，玄武七宿中的虚宿初昏时出现在正南方，据此来确定仲秋之时。这时候，民众移居平地，鸟兽再生新毛。

又命令和叔，住在北方——那地方叫作幽都，认真安排好冬季的收藏。冬至日，白昼最短，白虎七宿中的昴（mǎo）宿初昏时出现在正南方，据此来确定仲冬之时。这时候，民众进屋取暖，鸟兽长满细毛。

三是置闰月：一年有 366 天，用置闰月的办法来校正春夏秋冬四季。

中国古代，星占历算是最重要的。中国的天文历算有多牛呢？南北朝（420—589）时期，祖冲之制定《大明历》，首次将岁差计算入内，每年365.2428 天，与现在的精确测量值仅相差 52 秒。中国人以农业为本，是靠天吃饭的，所以一定要懂天文，靠天而不懂天文，是绝对不行的。所以"三代以上，人人皆知天文"。《诗经》中有大量关于天文的知识，比如："'七月流火'，农夫之辞也；'三星在天'，妇人之语也；'月离于毕'，戍卒之作也；'龙尾伏辰'，儿童之谣也。"说白了，今人对时间的概念来自钟表和日历，而古人闻一下空气、瞥一眼星空，就可以知时辰。古人是通过日月星辰、二十四节气、花开花落等来感知世界的，因为是感知，而不仅仅是知识，所以就有美的感觉，就有诗意，而我们现在，身体感知滞钝，所以很难诗意盎然。即便是写诗，也是具象的，缺乏时空的动感。而现今我们大多数人对天文却不甚了了。这真的令人遗憾，不是我们不仰望天空了，而是天空已关闭了对我们的绽放。其实，天文知识是古代学问里的要点，也是原始思维的要点。读《诗经》，要有天文常识；读《黄帝内经》，也要有星占历算的知识，要不然您真弄不懂《黄帝内经》为何总说春夏秋冬。弄不懂春夏秋冬，就弄不懂生命，其实春夏秋冬是对生命最好的表述。

▶ 天文知识是古代学问里的要点，也是原始思维的要点。

一天 24 小时就是一次阴阳的交替。"大小月三百六十日成一岁"后面的"人亦应之"，是说日月影响的都是人，最关键是影响人的气血，比如，后面的《八正神明论》说："凡刺之法，必候日月星辰，四时八正之气，气定乃刺之。是故天温日明，则人血淖液，而卫气浮，故血易写，气易行；天寒日阴，则人血凝泣，而卫气沉。"就是说上古的医生给人治病，也要懂日月星辰。天温暖，太阳明亮的时候，人的气血流畅而且卫气浮越，因此气血舒畅流利；天寒冷，太阳不明之时，人的气血凝涩，阳气不舒。而气血的变化导致人命运的变化。老了，精力不足了，人的运势就不会太好，所以要退休，要体面地退出历史舞台，不担大任了，对社会的影响就小了。而年轻时候，如果人身体有问题，对命运的影响就大，所以这时看病，就不单纯是调理身体的事儿，可以上升到改变运势。说白了，身体好了，精气神就足，对事对物都心情愉悦，你和颜悦色，别人也愿意搭理你；你精气神不足，满面愁容，别人自然也躲你远远的。这，就是改变气血对人生的意义。

气血又是什么？气为阳，血为阴，气血即阴阳。自身阴阳和天地阴阳相应，就是"人亦应之"。气血足，天一黑，人就困；天一亮，人就醒，这就是和天地阴阳合了，就没有失眠的问题。人为什么害怕失眠？就是因为人不能再与天地阴阳相和了，久之，人的生命就飘忽在天地之外，就抑郁了。为什么会抑郁呢？因为缺觉会损害认知功能。简单来说，睡觉可以节约能量，可以自我修复，并增强大脑可塑性。

二

——

人体生物钟

关于"人亦应之",我们可以用西方的生物钟理论和中医理论做个对照研究。

2017 年诺贝尔生理学或医学奖,被授予了 3 位美国科学家,以表彰他们发现"生物昼夜节律的分子机制"。他们研究发现,当人的生物钟与地球旋转保持同步时,最为健康。

众多研究发现,我们身体内的各项机能运动都遵循着昼夜节律调控机制。在一个昼夜当中,我们身体的体温、脉搏、血压、激素、耗氧量等都在随着时间的更替变化而变化着,有些还会呈现出很强的周期性。这个说法不正好证明了《黄帝内经》气血与日月规律相对应的说法吗!

现在科学研究还表明,生物钟调控着人体的健康。如果人们不按生物钟作息、生活和工作,工作效率就会很低,还有可能导致肥胖、糖尿病、高血压、抑郁症和肿瘤等其他复杂疾病。比如,长期的熬夜会引发我们的生物钟紊乱,可引发身体增重、超重,抑制免疫力,诱发糖尿病、心脑血管疾病等。科学研究发现,三班倒的职业人群患 2 型糖尿病的概率比普通人群高。经常熬夜,违背作息规律,就会造成我们的生物钟紊乱,导致睡眠障碍、饮食不振等问题,甚者还易感染或加重病情。

尤其是凌晨时段，人体的血液流速会变慢，容易产生血栓。如果经常熬夜，影响身体的正常休息机制，会诱发心脑血管疾病，所以建议大家入睡时间不要晚于 23 点。

网上有个关于人体 24 小时生物钟的表格，咱们可以用中医的经脉理论及中国的 12 时辰表来对照看一下：

23 点：准备休息，细胞修复工作开始。

24 点：如果我们在 24 点休息，那么无论是肌体还是大脑都将排除一切干扰，人会很快进入梦乡。

23点到次日1点还不睡，不仅耗散阳气，还会干扰身体的修复。

中医认为夜里 23 点到次日 1 点是子时胆经当令。胆为少阳，《黄帝内经》说"凡十一藏取决于胆"，看来人体细胞修复工作，与胆经的少阳初起密切相关，有阳气的生发，才可以修复人体细胞，此时不睡，不仅耗散了阳气，还会干扰身体的修复。

1 点：大部分人已进入梦乡，处于轻微睡眠状态，人很容易醒来，正是此时我们特别容易感到疾病的存在。

2 点：除肝脏外，大部分人体器官基本停止工作，肝脏为人体排除毒素，人体进行着自身的"大清洗"。如果此时你想喝点什么，那么千万不要喝咖啡或茶，特别是酒精类饮料，最好喝水。

中医认为夜里 1 点到 3 点是丑时肝经当令，与西方所言肝之代谢相和。肝的一个功能是"主藏血"，是指肝的疏泄功能，人的生发之机全都仰赖肝的疏泄功能。如果一个人经常生气或郁闷，就会抑制肝的疏泄、生发，就会气郁。最容易影响肝的就是酒精类饮料了，这个时间段既不可以喝酒，也不宜喝牛奶。喝酒会造成肝胆横逆，影响肝的疏泄功能。为什么不能喝牛奶呢？因为丑时还称为"丑牛"，就是正对应牛反刍之时，所以喝牛奶也不对，会加重脾胃的负担，如果非要喝点什么，温开水应该是最适宜的。

3 点：肌体处于休息状态，体力几乎完全丧失，此时我们的血压、脉搏和呼吸都处于最弱状态。

4 点：呼吸仍然很弱，大脑的供血量最少，肌体处于最微弱的循环状态，此时人容易死亡，但此时人的听力很敏锐。

中医认为夜里 3 点到 5 点是寅时肺经当令。在《灵枢·经脉》里边，经脉循行就是以肺经开头的。十二经脉在《黄帝内经》里是这样一个顺序：肺、大肠、胃、脾、心、小肠、膀胱、肾、心包、三焦、胆、肝，肝经之后，又是肺经，如此循环。其实，十二经脉是如环无端的，可《黄帝内经》的经脉循行为什么强调从肺经开始呢？一是"肺朝百脉"，即肺脉犹如经脉网络最上源的那个总指挥，二是肺"主一身之气"。凌晨 3 点到 5 点的时候，人体的气血开始重新分配，心需要多少，肾需要多少，这个气血的分配是由肺经来完成的。

寅时应该是人睡得最沉的时候。为什么这样讲呢？因为我们人体从静到动的转化，一定是要通过深度睡眠来完成的。这种重新分配的过程，一定要在深度睡眠当中完成，所以寅时熬夜最伤身。

一些心脏病患者会死于凌晨三四点钟，这也跟肺经在这个时候开始重新分配人体气血密切相关。寅时，人身体各部分开始由静转动，对血、气的需求量都开始增加。这时，肺作为"相傅之官"担当起"均衡天下"的职责。一旦"宣发""肃降"失职，就会造成严重的后果。身体各部分对血、气需求量的增加，会加重心脏的负担，这就是许多心脏病患者死于凌晨三四点钟的原因。所以老人和病人尽量不要太早锻炼身体。因为早晨气血刚刚开始分配，太早开始锻炼，等于要生硬地调一些气血上来，就容易导致猝死。

5点：肾脏不分泌任何物质，我们已经经历了几次做梦的过程，如果此时起床，能很快进入精神饱满状态。

6点：血压上升，心跳加快，即使我们想睡觉，但此时肌体已经苏醒。

中医认为5点到7点是卯时大肠经当令。早晨5点到7点的时候，排便是很正常的一种现象。古语里把此时叫作"天门开"，那么相对而言，地户也要开，地户在中医里指魄门，魄门就是肛门。因为"肺与大肠相表里"，肺气无力，就有拉不尽的感觉。而便秘造成的过分用力，又会引发心脏猝死，因为下面一使劲，上面会空掉，所以中医问诊非常强调问大小便，实际上是在问心肺的功能。

7 点：人体的免疫力特别强。

8 点：肌体休息完毕，肝脏已将身体内的毒素排出，这时千万不要喝酒，否则会加重肝脏的负担。

中医认为 7 点到 9 点是辰时胃经当令，此时天地出现一片阳的象。这个时候吃的早饭就像贵如油的春雨。人体需要补充一些阴，而食物就属于阴。前面都是阳气在运化，这个时候吃食物就是对人体阴的补充。

为什么说吃早饭不容易发胖呢？因为上午是阳气最足的时候，也是人体阳气气机最旺盛的时候，这时候吃饭最容易消化。另外，到 9 点以后就是脾经当令了，脾经能够通过运化把食物变成精血，输送到人的五脏去，所以早饭吃得再多，人也不会发胖。

9 点：病痛感减弱，心脏全力工作。

10 点：积极性上升，人体处于最佳状态，痛苦烟消云散，热情将一直持续到午饭，任何工作都能胜任。

中医认为 9 点到 11 点是巳时脾经当令。脾和肺在中医里同属于太阴。

所谓的太阴，就是它们都具有分配的功能。脾不足，则不能把气血疏布全身；肺不足，则不能把气血肃降全身。

脾的神明为"意"，脾功能发达的人，肯定是头脑很灵活的人，它的关联性一定非常强。此时，人的思维能力、运动能力都达到一个峰值。

11点：心脏有节奏地继续工作，此时几乎感觉不到紧张和工作压力。

12点：人的全部精力都已被调动起来，此时不应吃大量食物。

中医认为11点到13点是午时心经当令。午时与子时相对。心经当令的时候是午时一阴生，在这种阴阳交替的关键时刻，人们最好不要干扰阴阳的变化。吃得太多也会干扰阴阳变化。

13点：肝脏休息，血液中溶入一些糖原，白天第一阶段的兴奋已过，感觉有些疲劳，最好适当休息一下。

14点：精力消退，此时是24小时周期中的第二低潮阶段，反应迟缓。

中医认为13点到15点是未时小肠经当令。中医认为小肠是"受盛之官，化物出焉"。这是什么意思呢？受盛之官就有点像国税局，收了很多的钱，但它自己不能花，必须上缴以回馈社会，这就叫"化物出焉"。小肠的功能就是先吸收被脾胃腐熟后的食物的精华，然后再把这些精华供给心脏和其他脏器。如果说寅时是生命的第一次分配，那这时就是第二次分配了，可见气血分配期都需要休息，如果不休息，分配就会出误差，所以此时可小睡。

15点：重新改善，感觉此时尤其敏感，特别是嗅觉和味觉，之后人体重新走入正轨。

16点：血液中糖的含量升高，一些医生把这一过程称为"饭后糖尿病"，但这不是病，兴奋期过后便开始衰退。

中医认为15点到17点是申时膀胱经当令。小肠经和膀胱经都属于太阳经，所谓太阳经，是阳气最多的经脉，小肠经阳气足，可以化万物，而膀胱经阳气足，则可以固摄万物。这时，人的生命又进入一个精力旺盛期。申时在十二生肖里对应猴子。猴子是上蹿下跳的，可以上到最高处，也可以下到最低处，这就是猴性，这就是膀胱经的象。

17点：效率仍很高，运动员此时应加倍努力训练。

18点：人的肉体疼痛感重新减弱，想多运动的愿望上升，心理兴奋感渐渐下降。

中医认为17点到19点是酉时肾经当令。肾主藏精，什么是精呢？用打比方的方式来说，精就像钱，什么都可以买，什么都可以变现。人体细胞组织哪里出问题了，"精"就会马上过去变成它或帮助它；人体哪种细胞出问题了，肾精就能够把自己转化成这种细胞。

所以，精是我们人体当中最具有创造力的一个原始力量，它是支持人体生命活动的最基本的一种物质。而肾能充分发挥其秘藏"精"的功能，让"精"在最关键的时候发挥作用。西方认为此时运动员应加倍努力训练，这应该属于调元气法，反过来说，人的力气源于肾经，所以此时锻炼能够发力。

19点：血压上升，心理稳定性降到最低点，人很容易激动，此时对过敏症患者来说不大好过，易引发头痛。

20点：此时人的体重最重，反应出奇地敏捷，司机处于最佳状态，几乎不会出事故。

中医认为19点到21点是戌时心包经当令。古人认为，这个时间段"阴气正盛，阳气将尽"，这时也是容易抑郁的时候，所以这时要好好地愉悦自己的身心。

在我们人生当中，有两个"十分钟"最为重要。第一个十分钟就是每天要跟自己的身体交流十分钟，而与自己身心交流前，要先收敛心神，双手合十在胸前就是收敛心包、心神的一个好方法，这个动作的要领是：双手合十在胸前，掌根处与心包经膻中穴有一拳之隔，双手一合十，眼睛自然会闭上，因为收心的前提是先收眼神，眼睛就是神的外散。如此闭目养神十分钟，会让我们的身体有一个全方位的休息。如果这时能站立着，并抬起脚后跟，就更棒了，身体重心放在五趾上，还可以防治老年痴呆。

另一个重要的十分钟就是，要和自己生命当中最重要的人交流十分钟。和谐社会最关键的一条，就是要有一个和谐的家庭。所以在这个时候，丈夫不能一边玩游戏一边跟妻子交流，而是要认认真真地跟妻子或孩子去交流，不管是谈事还是闲聊，都要认真。现在家庭教育出了很大的问题，很大程度上是夫妻缺乏有效沟通，全是无效沟通或争吵，以及在孩子身上缺乏耐心造成的。每天有这十分钟和没有这十分钟，生活是完全不同的。刚开始，要强制自己这么做，形成习惯就好了。关键是这么做，对全家的身体有大益处。

21点：精神状态一般，学生和演员非常清楚此时的记忆力特别好，善于记白天记不住的课文和大段台词。

22点：血液中充满白细胞，白细胞的数量增加一倍，体温开始下降。

中医认为21点到23点是亥时三焦经当令。三焦在十二时辰里对应着亥时。"亥"字是中国文字里最特殊的字之一。为什么这么讲呢？《说文解字》中第一个字是"一"，最后一个字是"亥"，所以不要小看这个字。为什么在《说文解字》中起始的字是"一"，而最后一个字是"亥"呢？为什么一天的十二时辰里，最后一个时辰也是亥时呢？大家先来看看这个亥字的写法："亥"字上面是一阴一阳，下面像一个男人搂着一个女人在睡觉，而这个女人又怀孕了。所以"亥"代表着生命中的阴阳又开始新的孕育和升华了，生命也由此开始进入新的轮回。

所以我认为，晚上八九点钟读什么书很重要，因为它在为我们的生命进入轮回准备资粮，我们精神的愉悦，会带给肉身愉悦，愉悦地睡去，我们的面容会安详、我们的梦会安谧。

你看，中医的老祖宗虽然没有创造生物钟这个词，但她把原理放在经典里，只要你愿意学，她就会给你。关于生物钟与生命的相关问题，在《黄帝内经》中亦有体现。《黄帝内经》把经脉循行的规则糅在时间里讲，比西方人讲得还要细致，并且直接贴近我们的生命。

根据天地阴阳的变化，古人将一天分为十二个时辰，而中医认为，人体中的十二条经脉恰与十二时辰相对应，五脏六腑又与十二经脉相对应，因此，我们的脏腑也有了不同的阴阳属性。

据说因为 95 后出现大量的熬夜一族，所以刺激了夜间经济的大幅增长，而这也是 95 后身体出现跳崖式崩盘的一个重要原因。

▶ 一昼夜中褪黑素的分泌量随光照而减少，随黑暗而增多。

为什么一定要晚上睡觉呢？因为白天睡觉并不能像夜晚那样大补身体。西医说人脑部有松果体，松果体的活动呈现月、季、年的周期，科学家们认为松果体可能通过这种方式向中枢神经系统发出"时间信号"，从而影响机体的"生物钟"。一昼夜中褪黑素的分泌量随光照而减少，随黑暗而增多，所以开灯睡觉，对睡眠一定不好。屋子里全黑，才能有最好睡眠。一个好睡眠最终影响的是什么呢？西医说松果体分泌的褪黑素主要分布于松果体、皮肤、心脏和生殖腺，所以一个好睡眠至少会养脑、养皮肤、养心脏和养生殖腺。而这四者又关涉我们的感知、觉醒和顿悟。

从中医上论，阳气循行要求人必须睡觉。《黄帝内经》中阳气又称为卫气。夜晚，阳气入于阴；白天，阳气出于阴。卫气就像人体外围的卫士，是固摄阳气的。白天卫气行在人体的阳分里，晚上则行到阴分里，就是行于阴经。阳气只要一入阴经，人就想睡觉。夜里如果不睡，阳气就始终无法入于阴，久之，阳气不仅错乱，而且衰败。卫气在阴经中行走完，出离阴经的一瞬间，人就会醒来。这就是中医对睡眠机理的解释。

"黑甜觉"可以保存和长养我们的"阴"，"阴"即能量，而"阳"是动能，是对"阴"的使用。我们总说"觉悟"一词，其实，觉，是一觉醒来；悟，是心灵感知。所以"觉悟"一词，就是在谈人的睡眠与心智转换的相关性。中医说：心之官为思。从心到大脑思维的转换中介，西医称之为"松果体"，中医称之为"神"。这个"神"，在道医里称为"泥丸夫人"，泥丸，代指混沌，夫人代指阴性或冷静，脑为诸阳之会，阳中生出的"泥丸夫人"，即智慧。所以，笛卡儿称松果体是"人类灵魂的座椅"。

由此我们便要明白，我们的睡眠不只是睡身体，更是睡灵魂。

其次，睡眠还直接影响身高和生殖发育，孩子睡眠不好就影响发育。

西医认为在大脑中眼睛的后方有个垂体，它分泌多种激素，如生长激素、促甲状腺激素、促肾上腺皮质激素、促性腺激素、催产素、催乳素、促黑素细胞激素等，还能够贮藏并释放下丘脑分泌的抗利尿激素。这些激素对代谢、生长、发育和生殖等有重要作用，尤其影响身高和生殖发育。如果说松果体涉及灵魂，那么垂体便涉及我们对世俗的适应和觉醒。我们肉身成长过程中的一切痛苦与快乐，都源于它的能量振动频率。

所以，现在人工合成的所谓"生长激素"是一个多么险恶的东西，它对垂体是一种人为干预，一旦影响孩子的生殖发育，有可能造成月经紊乱、排卵障碍、青春期发育异常和未来怀孕困难的问题。所以，对人工激素的使用是慎之又慎才好。

三

———

五藏神与灵魂

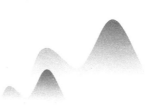

现在还有一种病，也与垂体激素有关，就是催乳素升高，医学上称作高催乳素血症，其主要症状为月经量明显减少，甚至还会导致闭经、不孕、溢乳等。与此相关的尚有习惯性流产、性欲减退、多毛、痤疮等问题，甚至出现视觉障碍、神经系统疾病、垂体功能减退、脑出血等。总之，催乳素对人体内分泌系统起着重要作用，主要影响性腺的功能。人体，无时无刻不在告知我们"上"与"下"的关联性，比如垂体和生殖腺的关联，告知我们生命能量链条的不可干预性，可现在的人，都想当一下上帝的那只手。

大多数高催乳素血症患者会发现有垂体催乳素腺瘤，很多人一听这个病名就吓坏了，目前治疗此病的西药价格昂贵，且易复发。从中医原理上讲，肝经、胆经、膀胱经及胃经上脑，任督二脉也循行脑部，而肝经、肾经也走生殖系统，所以，从阳气虚弱，肾水不足，肝失濡养，脾胃运化失常等角度去治疗此病，会有良效。如果再能看到郁怒情志不遂而导致气血逆乱，冲脉、任脉失调，就更有把握了。而且，长期睡眠不好，两性关系失调，也会导致垂体和生殖腺的损伤，所以，从生活习惯上再加以指导，此病很快就能得到控制。

对付长期睡眠质量差，如果能找到好中医，就吃药。找不到好中医，也有办法，比如转脚腕、转手腕法。"手足天地机"，经脉终始点都在手足，所以转动手足后，人就容易入睡。还可以用从头到脚放松法：我们躺在床上，先放松头部，然后放松眼眉（当你有意识地注意到这一点的时候，你常会发现，刚才的眉头都是锁紧）。眼眉放松后做深呼吸，慢慢地深呼吸。深呼吸不好掌握，可以在吸气时默数1、2、3、4，然后慢慢地出气，并放松肩膀。我们最不容易放松的地方就是肩膀，因为压力和精神紧张，经常这个部位是抽紧的，现在我们要让自己的肩膀有意识地放松。就这么一直想下去，想到最后，每一根手指头和每一只脚指头就都放松了。一般没等你想到脚呢，就已经进入到睡眠当中了。

所谓的睡眠一定要先睡心，后睡身，一定先让心静下来。

其实，焦虑是现今大多数人失眠的主因。比如曾有一病人自述：我不能闭眼，为什么一闭眼睛我就觉得五脏六腑都抽筋了似的痛？我答曰："因为你怕一闭眼睛，你的事业、你的生活就失了控，你不信任任何人，你顽固地暗示自己，只有你可以让事物保持完美。"于此，缄默降临。他曾尽心竭力地工作，喉部开过刀，没活明白，肺又切去一块，不得不歇了半年。令他伤心绝望的是：没想到他休息的这半年，大家做得比他管理时还好。他含泪说："我才发现，原来我没那么重要！"其实，他真没那么重要，我们任何人，都没那么重要。最后他问该怎么办，我说："告诉自己，地球离了谁都可以，而且永远不存在真正的完美。你可以闭眼了，犯不着永不瞑目！想开点吧，如果你死了，会有别人来安享你的一切，你不过一先驱而已，人家比你命好！别那么较劲地活了，人，一定要记住，对自己好些才是真重要。成功的秘诀在于更智慧，而不是更辛苦！"

关于失眠的治疗：肺气不降用白通汤，神魂不收用黄连阿胶鸡子黄汤，血虚用当归四逆汤，虚阳外越用四逆汤、通脉汤等，焦虑、心肾不交用交泰汤、理中汤等。很多伤寒方都有良效，但一定要辨证准确。为什么一定要把脉后吃药呢？辨证准确后下药，会有奇效，如此，人们才会对中医生起信念。正确的理念和信念，比药物要有效得多。

▶ 深睡眠在于魂魄紧密交合。

深睡眠在于魂魄紧密交合。人为什么会神魂不定？神魂不定就是魂魄分离。魂与魄，魂是肝神，魄是肺神。一个深沉、无梦的好睡眠，就是魂与魄处于紧密交合状态，黑暗中，魂魄紧紧交合，如胶似漆，它们抱得越紧，人就越有无梦的深睡眠；光亮，如同阳光照进了生命，不仅启动了生命，而且启动了灵魂和觉知。但这时，魂魄并未分离，依旧是交合状态，只是因为阳气的作用，肝魂升上来了，肺魄沉降了，它们依旧如胶似漆，只是交合态变大了而已。只有到了死亡的那一刻，它们才会真正地分离。

人病重时，魂魄的交合态也会出现分离。比如，肝魂不与肺魄合，人就入睡难；肺魄不降，人就多梦。而心灵的强大就是要看魂和魄的交合能力。肝魂本性向上，需要有阴魄拽住它；肺魄本性向下，需要肝魂吸引着它。魂和魄的交合，这种"恩爱"，它们之间纠缠的力量越大，人的心力就越强大，人的智慧就越高；它们越分离，人就越傻，越迟钝。而魂飞魄散，就是死亡。

其实，魂与魄，就是阴阳的另一个名字，它们的和合度越高，生命就越强大。它们的和合度，关键不在大小，中国有一个词特别好，叫"天作之合"，按照天意，刚刚好，才叫好。多一分，则多了；少一分，也不叫"天作之合"。所谓夫妻绝配，也有此意，不仅精神能量要匹配，身体也要严丝合缝地匹配才叫好。真能找到你今世今生的"天作之合"，会让你的生命完美绽放。

四

——

三阳、三阴

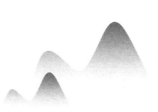

今三阴三阳，不应阴阳，其故何也？

岐伯对曰：阴阳者，数之可十，推之可百；数之可千，推之可万；万之大，不可胜数，然其要一也。

天覆地载，万物方生，未出地者，命曰阴处，名曰阴中之阴；则出地者，命曰阴中之阳。阳予之正，阴为之主。故生因春，长因夏，收因秋，藏因冬，失常则天地四塞。阴阳之变，其在人者，亦数之可数。

今三阴三阳，不应阴阳，其故何也？

这句话翻译过来就是：如今听说人体有三阴三阳，其和天地阴阳之数不相符合，这是什么原因呢？

此时，黄帝提出的问题，已经不是单纯讲天地的问题，而开始讲三阴三阳了。这时，出现一个新的概念：三阴三阳。三阳：太阳，少阳，阳明；三阴：太阴，少阴，厥阴。我说过《黄帝内经》里的"分别心"是最重的，它真的是把"分别心"讲得最透的，中国哲学虽然反复论述阴阳，但只是讲对立面的统一，完全不知阴阳之根底。到《易传》好一些了，分老阴、老阳、少阳，少阴，但还是理论多，实用少，这个阴阳该怎么用，依旧没有讲明白。只有到了中医里，阴阳分为三阴、三阳。三阳、三阴、六气，再加上五行，就成了五运六气。所以学习中医，学到了三阴三阳的地步，才算摸到了中医的门径。

咱们先解释三阳。太阳，太，比"大"多一点，大，原本是人的正面像，多出一点意味着精太足，都溢出来了，所以太阳为精足之意，比如中国人称夫人为太太，婆婆为老太太，可见女人因精足而强势。六经中，膀胱为太阳，小肠为太阳，膀胱不足，则不能气化全身；小肠不足，则不能营养全身。

> 膀胱气化足,人就憋得住尿。

膀胱经气足，能气化。而人要死的时候有个问题，就是没有膀胱的气化作用了，人就尿不出来了。对活着的人而言，膀胱气化足，人就憋得住尿，凡是憋不住尿的，就是膀胱太阳气衰弱了。中国40% 以上的老年妇女都有一个问题，就是憋不住尿，有人甚至咳嗽一声尿都会出来。未来大量生产老人尿不湿，会很必要。我坚决反对小孩用尿不湿，但是老人用尿不湿，势在必行。

足太阳膀胱经关乎全身的气化作用，所以，膀胱经是很独特的经脉，在背部时分为左右两条，到腿上又变成一条。这，也许是生命的奇妙吧，背部也为太阳地界，没有如此强大的气化能力，何以保命呢?！

咱们还是用阴阳鱼图来表述下三阴三阳吧。

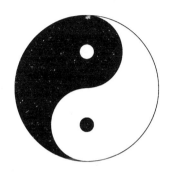

先看阳鱼，哪里阳气最多？哪里阳气生发力最足，哪里是阳气最有神采的地方？

一说到哪儿的阳气最多，一定是鱼头地界最多，但是这儿阳虽多，却是老阳，所以又称太阳。哪儿阳气最足呢？鱼尾根最足，尾部的根就是少阳。少阳在人体是胆和三焦，"凡十一藏取决于胆"，即十一脏腑的生气取决于胆的生机。而三焦，又是包含五脏六腑在内的生命独立系统，其可贵性无与伦比，无三焦，就好比五脏六腑没有了天空，就如同这个世界光有太阳、月亮不行，还得有天空和大气，而三焦，就是我们生命里的天空和大气，连缀五脏六腑，给生命以生机。

阳气的生发就靠三焦这一点，因此这儿也属于转化之地，转化即为枢纽，枢纽就是指从阴到阳或从阳到阴，这种转化的能量叫作"枢"。

什么叫枢？门上的合页就叫枢，主管开合。因为此处总活动，所以有"户枢不蠹"的说法。一个门，就主开、合、枢三项功能。开合是否好，全看枢纽。

少阳是枢纽，主转化之地，所谓转化，就是把一个东西变成另外一个东西，是不是力量要大？太阳虽然老辣，但是毕竟老则刚，刚则衰；而少阳，生机勃勃。

按理说，少阳对应年轻人，未来世界也是年轻人的；但我们都知道，世界人口老龄化的问题越来越突出，老人，知识面虽广，但气血也衰了，杀气也少了，这世界会不会因此越来越柔和，越来越宽容呢？似乎不是这样。如果这些老人在年轻时没有充分地绽放自己、满足自我，虽然老了气血已衰，但其余气若虚阳外越，恐怕就是戾气。人老了，还睁眼说瞎话，就更吓人了。所以我们老了以后，对自己的性情要充分地警惕。

弄明白了少阳，那哪儿是阳明呢？就是鱼眼睛。大家记住，这只是为了讲清楚三阳打的比方啊！千万别出去说鱼眼睛就是阳明。在这里，我只是用眼睛来比方阳明的重要性。人的精神所在不就是眼睛吗？所以，眼睛，是这个阳明的精神所在。

那么什么是阳明？在身体里，什么是阳明经？——足阳明胃经，还有手阳明大肠经，好比一个腔体的两头，一个管进，一个管出，没有进出，生命就停滞了、完蛋了。人能不能吃？吃完了能不能化？化完了，能不能把垃圾拉出去？生命，仿佛就是一场腔体运动，而腔体运动的核心就是阳明。阳明的特点就是火力要够，阳明胃的火

▶ 眼睛，是阳鱼的精神所在。

力不够，则不能腐熟食物；阳明大肠的燥火不够，则不能使大便成形。而这个火力，就是两阳合明，谓之阳明。《素问·至真要大论》说："阳明何谓也？岐伯曰：两阳合明也。"如果说少阳是阳气的生发状态，太阳是阳气的释放状态，那么，阳明，就是把生发和释放都收拢聚合起来，使它转入蓄积收藏的状态，这个才叫"两阳合明"。

比如，有黑眼圈的人，就是脾胃都寒。脾胃应不应该寒？不应该。一般来讲，上眼皮为脾，下眼皮为胃，就是说上眼皮略黑还可以，因为脾主阴；但下眼皮绝对不可以黑，只要你下眼皮黑，就说明什么？在这儿就不说胃寒了，说点学术词语，是阳明气不足。其实，现在很多人，以眼部为界，加上山根（鼻梁），连接两鬓，要么发青、要么发黑，过青，则主受过惊吓，开旦主痛；过黑，则主寒。青少年有这样的问题，就主脾胃不和、多躁动、注意力不集中，一般吃点小中药就好了。

再比方一下，那个腔体又像一个鼎炉，底下为炉，烧火的；上面是锅，烧饭的。我们老说"三足鼎立"，为什么鼎都是三足的，又是哪三足？人生命的这三个足，任、督、冲，一定是先天的，这是根，这三个都在会阴，会阴在哪儿？关元往里面去，会阴向上去，二者的交界处，就是生命的命门，这个才是真命门。

再说三阴。太阴指脾肺，太阴脾不足，则无法运化全身；太阴肺不足，则无法肃降全身。如果拿阴阳鱼图打比方说，太阴就是黑鱼的头；少阴指心肾，是生命的两个动力源，是黑鱼的眼睛；厥阴指肝和心包，是黑鱼的尾巴，是阴阳的枢纽之地。

还记得我在《曲黎敏精讲〈黄帝内经〉一》中举的暖气片的例子吗？在那里，我说：我们不妨再用今人所用的暖气片来比方下什么叫"木曰曲直"，取暖，若只用直管，屋子会快速地热起来，一旦撤了火，又会快速地冷下去，而弯曲盘绕的暖气片，就可以慢慢热起来，也容易保温。暖气片的直管就好似"木曰曲直"的"直"，而暖气片弯管就是"木曰曲直"的"曲"。"曲"，指的就是肝藏血的特性，属于"藏"，能藏，则能持久。而中医最终给肝定性为"厥阴"，也是强调它阴性、收敛、转变的特性，而不是它生发的特性。所以，厥阴的肝和心包，都有阴性、收敛、转变的特性。

总之，用阴鱼来比方的话，鱼头地界是太阴，鱼尾是厥阴，是转枢之地界，而鱼眼睛是少阴，是这条鱼的精魂所在。少阴，不仅是阴经的精魂所在，而且是生命的精魂所在，若无心与肾的强大动力，生命就是危险的存在。

1.《灵枢·阴阳系日月》

关于三阴三阳和天地阴阳之数不相符合的问题，我们要看一下《阴阳系日月》篇。就"今三阴三阳，不应阴阳，其故何也？"这么一句话，《灵枢》用了一篇文章来解释。

我们看一下这篇文章。

"黄帝曰：余闻天为阳，地为阴，日为阳，月为阴，其合之于人奈何？"

这是先问天地阴阳与人相和在什么地方。

"岐伯曰：腰以上为天，腰以下为地，故天为阳，地为阴。故足之十二经脉，以应十二月，月生于水，故在下者为阴；手之十指，以应十日，日主火，故在上者为阳。"

岐伯的回答是：腰以上为天，腰以下为地，所以天为阳，地为阴。足三阳和足三阴左右共十二经脉与地支的十二月相应，月生于水，所以在下部的都为阴。手的十指，与十天干对应，日生于火，所以在上者都为阳。

好，这里出现了天干、地支概念。这是每个学习传统文化的人必须熟知的常识。干支是天干地支的简称，是一个顺序符号系统。古人用天干来表述太阳的运行周期及其对地球的影响，用木、火、土、金、水五运来表示其阶段性特征；用十二地支来表述月亮的运行周期及其对地球的影响，用三阴三阳六气表示其阶段性特征。

干支的五行属性来自干支的方位分布。十天干分出五个属性，自然是每个属性占两个天干。它们是甲、乙为木，为东；丙、丁为火，为南；戊、己为土，为中；庚、辛为金，为西；壬、癸为水，为北。

十二地支要分出五个属性，则有些麻烦，古人是这样配属的：先分四组，亥、子、丑为水；寅、卯、辰为木；巳、午、未为火；申、酉、戌为金；然后把每组最后一个地支分出来，属土，也就是说，丑、辰、未、戌四个地支一半属土，一半属各自的属性，在方位配置上，它们位于中央。由此，干支具备了各自的五行属性，这样，在干支搭配的时候，年、月、日、时各干支称谓之间就出现了相互的制约关系——相生相克关系，这种制约关系就构成了我国传统的时间生物学——运气学说、子午流注、天人相应等理论的有力支柱。

其实，什么东西用到自己身上，才能记住。今天大家都去八字网上查一下自己的八字，就会把这些记住。比如这个八字：辛卯年，丁酉月，庚午日，丙子时。辛卯年，辛金是天干，卯木是地支，卯又对应属相兔，所以此人属兔。丁酉月，丁火是天干，酉金是地支。庚午日，庚金是天干，午火是地支。丙子时，丙火是天干，子水是地支。

你看这人的生日，庚午日，庚金指八月仲秋，用火为奇最美，乃为火焰秋金象，大火锻造阳金，所以可铸造剑锋之器，必成大器。此人命中天干庚辛丙丁，火炼秋金，是天赋甚厚的强势命造，术语称为"身旺"；地支子午卯酉，局全四正，男命得之，为驷马乘风，主大富贵。这人谁啊？乾隆。

好，咱们接着讲《阴阳系日月》这一篇。

"黄帝曰：合之于脉奈何？"

黄帝问：那上面所言十二月与十天干和经脉是如何相和的呢？

"岐伯曰：寅者，正月之生阳也，主左足之少阳；未者六月，主右足之少阳。卯者二月，主左足之太阳；午者五月，主右足之太阳；辰者三月，主左足之阳明；巳者四月，主右足之阳明。此两阳合于前，故曰阳明。申者，七月之生阴也，主右足之少阴；丑者十二月，主左足之少阴；酉者八月，主右足之太阴；子者十一月，主左足之太阴；戌者九月，主右足之厥阴；亥者十月，主左足之厥阴。此两阴交尽，故曰厥阴。

"甲主左手之少阳，己主右手之少阳，乙主左手之太阳，戊主右手之太阳。丙主左手之阳明，丁主右手之阳明。此两火并合，故为阳明。庚主右手之少阴，癸主左手之少阴。辛主右手之太阴，壬主左手之太阴。

"故足之阳者，阴中之少阳也；足之阴者，阴中之太阴也。手之阳者，阳中之太阳也；手之阴者，阳中之少阴也。腰以上者为阳，腰以下者为阴。其十五藏也，心为阳中之太阳，肺为阳中之少阴，肝为阴中之少阳，脾为阴中之至阴，肾为阴中之太阴。"

岐伯的回答是：十二地支的寅纪正月，阳气初生，主身体左侧下肢的足少阳胆经；未纪六月，主身体右侧下肢的足少阳胆经。卯纪二月，主身体左侧下肢的足太阳膀胱经；午纪五月，主身体右侧下肢的足太阳膀胱经。辰纪三月，主身体左侧下肢的足阳明胃经；巳纪四月，主身体右侧下肢的足阳明胃经。正如前面所讲的那样，阳明处于太阳与少阳之前，两阳合明，所以称为阳明。申纪七月，此时阴气初生，主身体右侧下肢的足少阴肾经。丑纪十二月，主身体左侧下肢的足少阴肾经。酉纪八月，主身体右侧下肢的足太阴脾经；子纪十一月，主身休左侧下肢的足太阴脾经。戌纪九月，主身体右侧下肢的足厥阴肝经。亥纪十月，主身体左侧下肢的足厥阴肝经，厥阴处于少阴与太阴之间，足少阴经同足太阴经的经气交会，必须经过足厥阴经，所以称为厥阴。

以十天干纪一旬的十日，同上肢十条经脉的关系是：甲日主身体左侧上肢的手少阳三焦经。己日主身体右侧上肢的手少阳三焦经。乙日主身体左侧上肢的手太阳小肠经。戊日主身体右侧上肢的手太阳小肠经。丙日主身体左侧上肢的手阳明大肠经。丁日主身体右侧上肢的手阳明大肠经。在五行归类中丙、丁都属火，两火合并，所以称为阳明。庚日主身体右侧上肢的手少阴心经。癸日主身体左侧上肢的手少阴心经。辛日主身体右侧上肢的手太阴肺经。壬日主身体左侧上肢的手太阴肺经。

因为腰以上为阳，腰以下为阴，所以位于下肢的足三阳经，为阴中的少阳，阳气微弱。位于下肢的足三阴经，是阴中的太阴，阴气最盛。位于上肢的阳经，是阳中的太阳，阳气最盛。位于上肢的阴经，是阳中的少阴，阴气微弱。

运用这个规律来说明五脏的阴阳属性，心位于膈上属火，为阳中之太阳，肺居于膈上而属金，为阳中之少阴，肝位于膈下属木，为阴中之少阳，脾位于膈下属土，阴中之至阴，肾位于膈下而属水，为阴中之太阴。（记住，此处只是用阴阳打比方，而非六经之太阳少阴等。）

"黄帝曰：五行以东方为甲乙木王春，春者苍色，主肝。肝者，足厥阴也。今乃以甲为左手之少阳，不合于数何也？"

黄帝在这里发现了个问题，他问：在五行归类中，方位的东方和天干中的甲、乙都属木，木气旺于春季，在五色中主青色，在五脏中主肝脏，隶属肝的经脉是足厥阴肝经，这里却把甲配属身体左侧上肢的手少阳三焦经，这便不符合天干配属五行的规律，这是为什么呢？

"岐伯曰：此天地之阴阳也，非四时五行之以次行也。且夫阴阳者，有名而无形，故数之可十，离之可百，散之可千，推之可万，此之谓也。"

岐伯答道：这里所讲的，是根据自然界阴阳变化的规律来配合天干地支的，用来说明十二经脉的阴阳属性，不是按照四季的次序和五行属性来配合天干地支的。此外，阴阳是一个抽象概念，而不是一种具体事物，所以它的运用非常广泛，同一个阴阳可以指一种事物，也可以扩展到十种、百种、千种、万种乃至无数的事物。出现上述情况，就是因为这个道理。

如此长篇大论无非一句话，就是关于阴阳，别认死理。比如我们先前讲到春天时，都是春天应甲乙木，对应身体的肝，不应该是阳吗，怎么配到经脉上又成了足厥阴了呢？这就是中医练脑子的地方。在这一段里，甲又匹配了手少阳三焦经，所以黄帝替我们问了这个问题。而岐伯的回答很牛，关于一个事物的阴阳属性，可以按四季来说，也可以按五行来说，也可以按天干地支来说……不管怎么说，核心就是阴阳，阴阳不可穷尽，但其要一也。

2.其要一也

《素问·阴阳离合论》这篇在这段的结尾，跟《阴阳系日月》的这段结尾一样。

> 岐伯对曰：阴阳者，数之可十，推之可百；数之可千，推之可万；万之大，不可胜数，然其要一也。

黄帝问：三阴三阳，不对应天地阴阳，是什么原因呢？岐伯回答：阴阳者，数之可十，推之可百；数之可千，推之可万；万之大，不可胜数，然其要一也。这个说法有点像佛经的说法，三万六千法门，皆可入道。虽说《黄帝内经》讲三阴三阳，但其理不离阴阳。阴阳，不可胜数，可以无穷，但其要点就一个：阴阳。

▶ 格物，就是懂道理、讲道理。

这句话说出了中国人的方法论和认识论。西方文化喜欢"格物"，现在很多人特别喜欢这个词。格物，就是推究事物的道理、尊重科学规律、实事求是的基本态度，俗称懂道理、讲道理。《礼记·大学》："致知在格物，物格而后知至。"在先秦，这句话并无太深奥的解释，后来宋明理学把它上升到一个高度。宋明理学之所以在西方受到肯定，与这种"格物"的精神相关。比如一个碗由哪些材料组成，怎么一个烧制过程，这些都是格物的过程，并由此得出了知识，由此产生出制造学、泥土学、分子学等，便是"格物致知"。

但中国古代并不认为"格物致知"高级，因为格物和生成智慧还有差距，用老子的思维来看，一个碗嘛，有什么好格的，能用来喝水就是了，无须用碗，用手捧着也可以喝啊，所以完全可以不用它。格物，还是把注意力放在了"物"上，而古代哲学真是把精神都放在"无形"的层面了，比如气、阴阳、五行……

再有，格物，会有一个问题，就是永无止境，随着材料的不同，以及探究材料的仪器的进步——比如显微镜的发明，导致微生物被发现，如此，便会越来越细化，就形成了不断的否定。于是，西方文明的一大特点，就是不断地否定，继而不断地进步。而我们的文化，从一开始，就知道"物"无法穷尽，而"道"是唯一可以涵盖"物"的，所以，我们把重点放在了"道"上，我们要"格"的，是气、阴阳、五行这些。因为，任何事物都是"气"的存在，都是阴阳的变化。

天下之大，"不可胜数"，是数都数不过来的，以我们短暂的人生，是"格"不完的。而最令人惊奇和沮丧的是，到最后，人们一定发现，"格"到最后，一定是"空"！细化到极致，不就是"空"吗？！而东方文明一开始就知道和理解了这个"空"，不用"格"，这个世界的本性就是空的，而空，又是万有，所以是"真空妙有"。

东方哲学的一个要点，是直接告诉我们结果，不太讲过程，因为任何过程到最后都是殊途同归，索性直接告诉我们本质。本质虽然为空，但是要积极地活着，否则就悟不到那个"空"，这就是中国文化的妙处。

这一段告诉你，世界万物数不过来，研究不过来，"然其要一也"，"一"就是阴阳。甭管三阴三阳，五阴五阳，就是两个字："阴阳"；一个字："空"。只要掌握了阴阳，就知道万物自有其对立面，世界万物皆以阴阳分类，只要拿出一个东西来，得其阴，自得其阳。就好比星座，你只要一出生，知道了太阳在哪里，就知道了月亮在哪里。基因也是双螺旋，也是阴阳。所以，不必研究万物，只要明白阴阳，我们就明白了万物。

▶ 万物自有其对立面，世界万物皆以阴阳分类。

中国文化真正探究万物的方法不是格物，而是取象比类。取象比类不单纯是中医的思维模式，而是整个中国传统文化的思维模式。读经典，若是不懂取象比类，就很难读懂。在取象比类当中，你可以大道至简，只用"阴阳"，也可以用"五行"，还可以用"八卦"，但一定要知道这只是打比方，而非真有阴阳、五行，或八卦。一切无非取象比类：世界如果用八卦来理解，那就是八个方位，八个方向，八个性质，八个类，任何一个事物都可以如此分类。世间万物是不是都要分出阴阳来？当然要分，咋能不分呢？甚至，在动物界中，当雄性全部被掠杀，雌性自身就会雌雄同体，可见动植物应对残酷环境的能力比我们人类要强。

凡是取象比类，取的象越多、越复杂，就越低级。大家能从阴阳学起，就是聪明人。万物不可胜数，掌握要点最重要。所以《黄帝内经》后面有一句话，叫"知其要者，一言而终，不知其要，流散无穷"，就是说，如果你能知道要点，知道核心，一句话就够了。如果不知道要点，就只知道东问西问，最后得到的也是支离破碎的东西。我在这儿这么苦口婆心地说，也算低级了。有人问："老师，世界的本质是什么？"高级的回答就是："空！"这多牛。

原先我就认识这样一位老师，超级可爱，她说她不能讲课，因为她只讲结论，不讲过程。我特别想听她一节课，所以就组织了一群学生，让她给我们讲一课。那时她跟我现在差不多的年龄，但比我酷，她穿一条红色的肥腿裤，可以扫地的那种，哗啦哗啦就进来了，说："曲老师非得让我给你们讲一次，有什么好讲的呢，这个世界就是空。"然后哗啦哗啦就走了……学生们就傻呆呆地看着我，我说看我干吗，她都告诉你们核心了。然后我也走了。好有意思的经历。大家都认为这位老师疯了，可她曾点化过我两次，一次是："真学中医，临床上一定要抛弃西医病名，只按《伤寒论》六经辨证去治，才是真中医！"另一次是对我说："忘掉你是女人这件事，你就自由了！"

人生在世，能有高人点化两次，何幸如之！

3.古代天文学与中医

> 天覆地载，万物方生。未出地者，命曰阴处，名曰阴中之
> 阴；则出地者，命曰阴中之阳。阳予之正，阴为之主。故生因春，
> 长因夏，收因秋，藏因冬，失常则天地四塞。阴阳之变，其在
> 人者，亦数之可数。

"天覆地载"这句话也不能轻易放过，它实际上是在讲中国古代天文学。中国古代的天文历算有多牛呢？在汉代，我国的天文科学有了长足的进步，在天人感应思潮的统治下，汉代人对各种天象、气象的观察与探索更加系统而缜密，并形成了我国古代天文学的基本骨架。其主要文献有《淮南子·天文训》《史记·天官书》《汉书·天文志》《汉书·五行志》等。到了南北朝（420—589）时期，祖冲之制定《大明历》，首次将岁差计算入内，每年365.2428天，与现在的精确测量值仅相差52秒。

《易传·系辞上传》说："天垂象，见吉凶，圣人象之。"说明古人对于"天"的情况是从观测天象中了解的，但是对于"天"的构造，人们却有不同的见解。《晋书·天文志》称："古言天者有三家：一曰盖天，二曰宣夜，三曰浑天。"也就是当时的天文学理论有三：盖天说、宣夜说、浑天说。但自汉代以后，浑天说成为我国古代关于宇宙结构的正统学说，宣夜说、盖天说，名存实亡。

事实果真如此吗？事实上，详查《黄帝内经》，我们发现这三家学说在

《黄帝内经》中不仅均有体现，而且学术的重点放在了我国历史上先进的宇宙结构理论——宣夜说上，强调"气"在宇宙中的作用。

所谓"天人合一"，从来都不是虚说，而是有其天文学基础的。中国古代天文学是指以地球为参照物的天球运动学，即天球是地球的扩大，或地球是天球的缩小。古代天文学认为穿过天球的南北极所形成的天轴与穿过地球南北极所形成的地轴处在同一条直线上，其轴与公转轨道所形成的夹角均成 66.5 度，即无论地球运行到公转轨道上的哪一个点，地轴与黄道平面的倾斜方向始终保持不变，北极总是指向北极星附近。这是天地感应最本质的表现。

而且，此理论也得到现代天文学和磁力学理论的支持，现代天文学和磁力学理论认为：天球是一个巨人的磁体，其南北两极是南北磁极；地球居天球之间，是一小磁体。地球南北两极也是南北磁极，分别与天球两大磁极发生磁感应，所以天球与地球的轴心倾向相同，在一条直线上，这便是天地感应最根本的内涵之一。《黄帝内经》所述五运六气的种种感应之道，统统建立在这个感应性上。这种感应性或磁力，都属于无形的能，中医名之曰"气"。

由此，《素问·六微旨大论》提出"气交"的概念："岐伯曰：言天者求之本，言地者求之位，言人者求之气交。帝曰：何谓气交？岐伯曰：上下之位，气交之中，人之居也。"即天地人三者是一气分布到不同领域的结果，

"气交"就是上升的地气和下降的天气的交会之处，也就是人所生的空间，相当于我们今天说的地球大气生物圈，包括人在内的生物生息繁衍的场所。在这个空间环境中，由于有日光的照射、日月的推移，有六气（三阴三阳）各主其时和风、寒、暑、湿、燥、火六气的变化，还有木、火、土、金、水五行生克的作用，所有这些都是人类生存的大背景和条件，因此，我们说，天人合一最重要的表现是合于"气"。

▶ 天人合一
最重要的
表现是合
于"气"。

咱们先说"盖天说"。盖天说的基本理论就是这句"天覆地载"。

盖天说分旧盖天说和新盖天说。

"旧盖天说"存于《晋书·天文志》，其云："天圆如张盖，地方如棋局。天旁转如推磨而左行，日月右行，随天左转，故日月实东行，而天牵之以西没。譬之于蚁行磨石之上，磨左旋而蚁右去，磨疾而蚁迟，故不得不随磨以左回焉。"

其要点有以下几个：①天圆地方。②北极在天之最高处。③天如磨盘左旋，为阳。日月五星如蚁右转，即右旋，为阴。众星如蚂蚁爬得慢，天如磨盘转得快，所以，太阳和月亮虽然实际上向东运行，但看起来却随天一起向西运动。④昼为阳，夜为阴。⑤有夏冬之分。

"新盖天说"也存于《晋书·天文志》，其云："蔡邕所谓《周髀》者，即盖天之说也。……其言天似盖笠，地法覆槃，天地各中高外下。北极之下为天地之中，其地最高，而滂沲四隤，三光隐映，以为昼夜。天中高于外衡冬至日之所在六万里，北极下地高于外衡下地亦六万里，外衡高于北极下地二万里。天地隆高相从，日去地恒八万里。日丽天而平转，分冬夏之间日所行道为七衡六间。每衡周径里数，各依算术，用句股重差推暑影极游，以为远近之数，皆得于表股者也。故曰《周髀》。"

这种盖天说主要存于《周髀算经》。其要点如下：①天如盖笠，地如覆盘。天地皆有中高而四旁溃下。日月星辰在这两个半球间时隐时现，形成昼夜的变化。②日月星辰皆附于天而平转。③其建构的宇宙天地模式是七衡六间。即设想天穹不但在极轴上旋转，还沿极轴上下滑动，从而造成冬、夏二至南北回归的天体、气象及昼夜长短的不同。即对四季变化的解释，不是简单地从阴阳之气的变化来说明，而是通过太阳在冬季和夏季运行的轨道不同来说明阴阳的变化，从而说明季节的变化。

说这些，不是要把大家说糊涂，而是说中国古代的东西不是乱来的，也是有科学依据的。有趣的是，今人研究表明，古代"盖天"理论与今天科学的天文研究结果有诸多不谋而合之处。例如，"盖天说"的天体划分与现在人们在地球上划分的五带一一相应。而且，还能用其模型图示对北极和赤道的气候和作物的特殊情况做出比较精确的说明。

盖天说对医学的影响更是意味深远。

首先"旧盖天说"中有三点与《黄帝内经》相关：第一点，已涉及阴阳的模糊说法，阴阳的量化与太阳的运行相关。第二点，阳左行阴右行，故《素问·天元纪大论》曰："左右者，阴阳之道路也。"第三点，医家不同于星占家，其观测的对象主要是人体。但是他观测到的关于人的第一个事实是：人在天之下，同时又在地之上，伴随着人的是万物。这就是一幅天覆地载的图像，故，《素问·宝命全形论》说："天覆地载，万物悉备，莫贵于人。人以天地之气生，四时之法成。"《黄帝内经》确立了人在天地人系统中的位置。

但盖天说也有其致命弱点，即日月星辰只能绕着拱形的半球式地面水平旋转，而不能转到地下。随着数学计算方式的发展，汉代学者越来越觉得这种说法难以计算妥帖，他们依据对日月星辰运行轨道的测算，对盖天说提出种种问难，并在疑问、探索中逐步形成了一种新的宇宙结构模型——浑天说。

作为医家，要不要懂天文呢？古代是一定要懂的。最早的医家只是方士学术的一种，方士学术最初称数术，据《汉书·艺文志》引刘歆考："数术者，皆明堂羲和史卜之职也。"并序数术六种：天文、历谱、五行、蓍龟、杂占、形法。

这六种数术分别讲什么呢？

"天文者，序二十八宿，步五星日月，以纪吉凶之象，圣王所以参政也。

《易》曰：'观乎天文，以察时变。'"

"历谱者，序四时之位，正分至之节，会日月五星之辰，以考寒暑杀生之实。故圣王必正历数，以定三统服色之制，又以探知五星日月之会。凶厄之患，吉隆之喜，其术皆出焉。此圣人知命之术也。"

"五行者，五常之形气也。《书》云：'初一曰五行，次二曰羞用五事。'言进用五事以顺五行也。貌、言、视、听、思心失，而五行之序乱，五星之变作，皆出于律历之数而分为一者也。其法亦起五德终始，推其极则无不至。"

"蓍龟者，圣人之所用也。《书》曰：'女则有大疑，谋及卜筮。'《易》曰：'定天下之吉凶，成天下之亹亹者，莫善于蓍龟。''是故君子将有为也，将有行也，问焉而以言，其受命也如向，无有远近幽深，遂知来物。非天下之至精，其孰能与于此！'"

"杂占者，纪百事之象，候善恶之征。《易》曰：'占事知来。'众占非一，而梦为大，故周有其官，而《诗》载熊罴虺蛇众鱼旐旟之梦，著明大人之占，以考吉凶，盖参卜筮。"

"形法者，大举九州之势以立城郭室舍形，人及六畜骨法之度数、器物之形容以求其声气贵贱吉凶。犹律有长短，而各征其声，非有鬼神，数自然也。然形与气相首尾，亦有有其形而无其气，有其气而无其形，此精微之独异也。"

这六种数术，在上古时代，是很重要的。对于这些，不应妄下迷信的断言，如此便不符合科学实证的精神。科学史历来以天文学为先锋，以数学为基础。无论如何，方士阶层试图从各个角度去探索人体生命规律与天地运行规律的和谐，从而建立起一种养生的原则与方法。其中最为重要的一点是他们极早地发现了人无穷的潜能，并身体力行地积极开掘这种潜能，以弥补天地万物的缺憾。这种生命具有伟大功能，可"参赞天地之化育"的观念及理论，不仅在世界思想史独树一帜，而且对中医理论有着不可估量的影响。

▶ 科学史历来以天文学为先锋，以数学为基础。

从黄帝开始，这些数术，就都有专门的官职来掌握，在《国语》中，便有觋、巫、祝这些官职，又有"命南正重司天以属神，命火正黎司地以属民"这两句话。《尚书·尧典》也说："乃命羲和，钦若昊天，历象日月星辰，敬授民时。"又说："璿玑玉衡，以齐七政。"这都可以窥见上古重数术的情形。大抵当时所谓"祝"，其职务除司祀之外，还负有以下三种责任：一、协时月正日以便民事。二、推终始五德以定天命。三、占星象卜筮以决吉凶。史官以外，这种"祝"便是上古学术思想的中心点。此后阴阳家与五行家，便由此推衍而生。

因此，方士当指一种有特长学术的人士。广义地说，春秋、战国时的阴阳家、农家、医家、杂家等都可归入方士学术之中；狭义地讲，专指那些研究神仙丹药，希冀长生不老的人士，但他们对物理、化学等自然科学及药物学的贡献也不容忽视。先秦的方士大约是宋玉《高唐赋》中的"有方之士，羡门高谿，上成郁林"之流，《史记·封禅书》说羡门等皆为燕人，属稷下学派的一个分支，为方仙道。齐国稷下学宫汇编的《管子》一书，应该说是后来阴阳五行学说与神仙家言论的发端之学。其中邹衍之徒"以阴阳主运显于诸侯，而燕齐海上之方士传其术不能通"（《史记·封禅书》）。后来邹衍之术衰落，神仙家言大盛于齐国威、宣，燕昭王之时，至秦始皇、汉武帝时更受尊信，遂为一代之风，并影响中国社会达两千年之久。秦汉方士中著名者，皆被收入《列仙传》《神仙传》《高士传》中，有安期生、李少君、壶翁、费长房等，他们兼通医药，又采仙药，又修不老之术。

也就是说，古代的医家至少要懂六方面的知识，天文、历法、五行、易占龟占、杂占及风水。方士阶层试图从各个角度去探索人体生命规律与天地运行规律的和谐，从而建立起一种养生的原则与方法。所以《黄帝内经》中才有这些哲学、人文学、天文学、气候学、历法学、音律学等内容。也就是说，古代的医家是全才，现在的医家是偏才。

浑天说源自东汉著名学者张衡所著的《浑天仪注》。他说："天如鸡子，地如中黄，孤居于天内，天大而地小。天表里有水，天地各乘气而立，载水而行。周天三百六十五度四分度之一，又中分之，则半覆地上，半绕地下，故二十八宿半见半隐。"

浑天说要点如下：第一，天球绕极轴旋转。第二，浑天说虽不采用古代天文学中的赤经、赤纬概念，但在本质上还是赤道坐标系，这是传统中国天文学的特色。第三，使用地平坐标系。

浑天说的第一个特点是为《黄帝内经》的天人合一理论提供了天文上的依据。由于天球旋绕运转，必有旋绕运转之轴，这个天球旋转轴与天球的交点就是南北两天极，通常人们观测到的只有天北极。

浑天说的第二个特点是提供了盖天说办不到的事情，即为《黄帝内经》中五运六气理论的确立打下了坚实的基础。黄道是太阳在天球上周年视运动的轨道，与天赤道呈现 23° 27′ 的交角，黄赤交角是南北半球中纬度地带四季气候分明的成因。

最后我们说一下宣夜说。

宣夜说的要点是：

第一，天是充满了大气没有质地的空间，天上的日月众星和地球都飘浮在虚空之中，且其行止有赖于虚空中大气的作用。"岐伯曰：地为人之下，太虚之中者也。……大气举之也"。但气的作用或气的运动不是任意的，而是有一定规则的。

第二，辰极常居其所，即天极部分恒定不动，而靠近天极的北斗星不与众星参与东升西没。

第三，太阳每天行一度，而月亮每天行十三度。

《黄帝内经》许多篇章选择了宣夜说，如《素问·天元纪大论》说："太虚寥廓，肇基化元，万物资始，五运终天，布气真灵，总统坤元，九星悬朗，七曜周旋，曰阴曰阳，曰柔曰刚，幽显既位，寒暑弛张，生生化化，品物咸章。"《素问·五运行大论》说："夫变化之用，天垂象，地成形，七曜纬虚，五行丽地。地者，所以载生成之形类也。虚者，所以列应天之精气也。""地为人之下，太虚之中者也。""大气举之也。"

首先，《黄帝内经》重视太虚大气的运行——《黄帝内经》的天不是张衡的蛋壳式的天，而是太虚，是阴阳未分的混沌的天，故"天为阳"，而太阳、星辰与地同为有形之质，都是阴阳和合的产物，因此天地之气方能交感运行。这是《黄帝内经》宣夜思想的一种体现。

其次，《黄帝内经》将全天之气做六步安排，原则上是根据宣夜说的宇宙观念。宣夜说突出的特点是：宇宙天球中充满了大气，日、月、众星浮生于虚空之中，其行、其止都有赖大气。但大气的运行也表现了一定的规律性，如日行一度，月行十三度（《素问·六节藏象论》），北斗不参与众星下落，也不像众星那样会升起。这些规律性当然不是星体本身所具备，而是大气运行的规律使之如此。《黄帝内经》正是将宣夜说的这种观点贯穿其宇宙结构概念之中。

同时，《黄帝内经》以宣夜说的大气理论将《易传》之"一阴一阳之为道"思想进一步深化和具体化。它不仅将太虚大气分为两大类——阴气和阳气，而且进一步认为，太虚大气还不断作用于大地，作用于大地的是六种阴阳量化程度不同的气。《素问·天元纪大论》说："阴阳之气，各有多少，故曰三阴三阳也。"又说："寒暑燥湿风火，天之阴阳也，三阴三阳上奉之；木火土金水火，地之阴阳也，生长化收藏下应之。天以阳生阴长，地以阳杀阴藏。"即天之阴阳主生主长，地之阴阳主杀主藏。总之，《黄帝内经》把节气、三阴三阳、寒暑风火燥湿和五运六气做了严密的对应，其意义有二：一是强调太虚大气的运动性质；二是将气的阴阳运行规律与太阳的视运行规律同步。不再仅仅定性地解释大气，而是定量地描述了大气的运行。在《黄帝内经》之前产生的阴阳观念、阴阳之道，都在五运六气学说中得到一种具体的体现。

▶ 三阴三阳范畴的提出，对于中医理论体系的形成与定型起到了极为重要的作用。

如果说易学以"二"为基数的阴阳范畴表现天道，那么中医学术则以"三"为基数的阴阳范畴表现天道。《黄帝内经》天道观中的三阴三阳六气学说是对二元的丰富与扩展，它使事物呈现丰富多彩的可能性，运动将无休止地进行。由于易家采用盖天说，所以重天地，重乾坤两卦。而《黄帝内经》采用宣夜说，重天地对空间气的运化的无限性，所以弃二而取三。三阴三阳范畴的提出，对于中医理论体系的形成与定型起到了极为重要的作用。

综上所述，宣夜说强调天球中的一切——包括存在与运行都受制于大气，它提供了一种新的可以用阴阳观点来推步的方法，《黄帝内经》正是在此基础上进行推步并最终导出了五运六气学说。它将一年中变化的大气依"天气右行"分为六步，在推步过程中对大气的阴阳和五行特性都做了其特有的处理。

首先它有观测根据和实际需要。如果说阴阳四气是北温带所共有的现象，那么，阴阳六气则是我国黄河中下游实际气象的产物。"冬至一阳生"，从冬至到雨水为一阳，从雨水到谷雨为二阳，从谷雨到夏至为三阳，这就是三阳气。"夏至一阴生"，从夏至到处暑为一阴，从处暑到霜降为二阴，从霜降到冬至为三阴，这就是三阴气。从一阳到三阳为阴消阳长；从一阴到三阴为阳消阴长。其观测根据的要点在于太阳视运动与六气的关系。其中，三阴三阳的秩序是：从夏至起为一阴厥阴，二阴少阴，三阴太阴，到冬至止。然后从冬至起，为一阳少阳，二阳阳明，三阳太阳。

总之，六气即一气：刚生发出来是少阳气，生发加运化是阳明气，有了固摄力就是太阳气。

这一段大家肯定听不明白，但不讲又不行，正好可以疗愈失眠。

咱们做个总结吧。首先，中国古代天文学提出"气"的概念，虽然这个气看不见摸不着，可是宇宙万物都因它而存在，"大气举之"，就是说大气举着地球，举着木星、太阳、月亮等，通天下一气耳，大概也有这个意思在里面吧。其次，因为北斗不参与众星下落，也不像众星那样升起，所以，北极为万物之元气。最后，阴阳六气、三阴三阳，是我国黄河中下游实际气象的产物。

常有人问：经脉是怎么发现的？那现在会不会又有人问，天文又是怎样发现的？今人用仪器都无法发现的秘密，古人是如何知晓的呢？这一切，不由得让我们深思。

古代人真的活得蛮有格局的，他们懂天文，懂地理，还有人文诗性。我们呢，不学天文，无天道之识；不学音律，无精准美妙之悟；不学医理，无经脉气血天人合一之道……总之，活在寰宇里的我们，缺失太多。

五

——

阳予之正，阴为之主

> 天覆地载，万物方生，未出地者，命曰阴处，名曰阴中之阴；则出地者，命曰阴中之阳。阳予之正，阴为之主。故生因春，长因夏，收因秋，藏因冬，失常则天地四塞。阴阳之变，其在人者，亦数之可数。

未出地者，命曰阴处，名曰阴中之阴；则出地者，命曰阴中之阳。阳予之正，阴为之主。

"未出地者，命曰阴处"。又开始打比方了，什么叫作阴呢？地面下的东西，叫"阴"，埋在地下的坟茔叫阴宅。记得曾有一次我给人把脉，手刚一上去就缩回来了，我跟那人说："请回吧，我惹不起你。"那人问："为什么呢？"我说："你家没有一样东西是地上的吧？"那人又吃惊又得意，说："确实，我们家全是墓里的东西，可您是怎么知道的呢？"大家肯定也好奇，其实就是一种感觉，这种感觉在指下叫作"鬼祟脉"。反正这种人沾不得，就是阴气太重。现在呢，房地产商把地下室做成下沉式花园，地下一半，地上一半，那种屋子蛮有特色的，半阴半阳，作艾灸室、雪茄房，或音像室蛮好的，因为艾火啊，烟火啊，声音啊，都能驱鬼。

"命曰阴处"，从这句还可以知道，凡地下长出来的东西，都有滋阴的效果。水稻啊，麦子啊，还有萝卜这些根茎的东西都会滋补我们身体的阴，而天上来的东西，就对阳有补益。比如雨水、雪水，要想喝纯阳的水，就不能让它们落地，就得空中接着，那才叫阳水。所以，在李时珍的《本草纲目》里，水，可讲究了。比如露水，在秋露重的时候，早晨去花草间收取。花草表面的露水，饮用可以止渴消渴；涂抹于面部能令皮肤健好。我就见过天天早晨用露水洗脸的人，果然皮肤紧绷、红润。柏叶露、菖蒲露水，每天早晨洗眼睛，据说能增强视力。再比如冬霜，有取霜法一说：是用鸡毛扫取，装入瓶中，密封保存于阴凉处，暑天长痱子及腋下红肿，可以用冬霜和蚌粉涂敷，李时珍说有效，至少比爽身粉好吧。还有一种水叫"半天河"，又称上池水，指取自竹篱头或空树穴的水，可以扫邪气、恶毒，治疗蛊惑之疾，比如精神失常等症，还可以洗各种恶疮、疥癣，亦有效。但用这个水要小心，因为空树穴里常有毒蛇，所以此水可外用，不宜内服。

中医里面，光说阴阳，是不够的，一定要知道什么叫阴中之阴，什么叫阴中之阳。只要从阴里面出来，出到地面的，就具有阳性，就是阴中之阳。但是它的本性是阴。雨水，若落到地下，就叫阳中之阴，因为它的本性是阳。一切要看事物的根儿从哪儿来，从天上来，它的本性就是阳；从地下来，它的本性就是阴。

所以就有下一句："则出地者，命曰阴中之阳。"

则，此处通"才"，此句翻译成：才出地面的地界，叫作阴中之阳。就好比小芽刚刚出地面，阴中已有一丝阳意，叫阴中之阳。

下一句："阳予之正，阴为之主。"

这句话翻译过来，就是：阳，是给你正能量的东西，阴，是将养这个正能量的东西。这句很棒，怎么打个比方来解释这句话？最好的比方，就是天地氤氲、男女媾精这件事了。最初人类并不知晓女人怀孕与男子有何关联，其中，阳的作用隐而不显。"阳予之正"，就好比男子供给精子，阳精虽然看不见，隐而不显，但发挥了很大的作用，男精相当于阳，给予了正气。"阴为之主"，阴，就是用来成就这件事的。光有阳，就是"生"，光有生机还不成，必须有阴，才有"成"。我原先讲过，中国文化特别注重"生成"二字，阳代表"生"，阴代表"成"。卵子受精，就是"生"，受精卵得养，才是"成"。阴的意义如此大，才有"阴阳"中阴排在阳之前的说法。

婚姻作为阴阳和合的一种象征，阴的重要意义也在于此，其实，女人才是家庭和家族传承的核心，因为女人负责生育与养育后代，在家庭中，男人若不尊重和爱护女性，最终伤害的就是子嗣。就像《列女传·贞顺传·召南申女》里那个女子因夫家不给聘礼而抗婚的故事，姑娘在法庭上的言辞是："以为夫妇者，人伦之始也，不可不正。"翻译过来是：对方娶我是要让我替他家生育子孙的，这是传承家业的大事，夫家从一开始就轻礼违制，一物不俱，一礼不备，一开始就不按规矩来，就是不重视这场婚姻，也不重视家族的繁衍与传承，我就不能嫁给这家。

这女子说得太清楚了。女人的气血对孩子有太大影响了，现在孩子那么多病，身体、精神上的任何不正常，其实都与母亲有关。比如孕期母亲的情绪大波动，少年时期母亲的乖戾等，都对孩子有影响。因为女子是情绪动物，女子不稳定，家庭就不稳定。有人会说，难道没有男人的问题吗？当然有，男人不能予之正，家庭的生机就会出大问题。所以，男性的问题在于"正"，不能有邪气，阳不正，阴也无以主；女性的问题在于能不能主家、持家，成就子嗣。也就是说，孩子什么样子，全看父与母，男人的气要正，女人的血要好。所以，以后夫妻的鼓励语就是这句："阳予之正，阴为之主。"

"阳予之正，阴为之主"，即世间万物，都是阳气给予生机和正能量，阴气给予生长的能量。任何生命，都得有生有长。比如人，有生你的人，有养你的人，生者、养者可能是相同的人，也可能是不同的人，所以有的孩子有生父母，有养父母。这词用得多准确。

1.法脉（私密空间的重要性）

咱们接着往下讲。

> 故生因春，长因夏，收因秋，藏因冬，失常则天地四塞。
> 阴阳之变，其在人者，亦数之可数。

"故"都是翻译成"因此"。"生因春",是指"阳予之正,阴为之主"后,万物便有了春天般的生发,"因",是因循之意,指因循春之生机而生发,下面就好翻译了:因循着夏气而生长,因循着秋气而收敛,因循着冬气而收藏。如果失去了这个常态,就会天地闭塞,阴阳不通。这种阴阳的变态反应,发生在人身上,也是数不过来的。

万物生发看春天,花荣叶茂。秋天也有花和叶,但怎么看都是残花败柳。秋天的花和春天的花有什么不同?气不同。春天的花叫"桃之夭夭,灼灼其华",那个"夭"就是妖娆,加一个女字旁就是妖精的"妖"。所以"夭夭"就是既有风情万种,也有天真无邪的烂漫。大家都惊叹它的美,但它自己却无知无识,不知道自己的美。虽说夏花绚丽,但毕竟有被暑热煎熬的那种倦怠,秋花苍劲,可谁也比不了春花的"夭夭"。"桃之夭夭,灼灼其华"一句,真的赛过后面文人诗无数。不要说《诗经》太朴实,形容天下繁华有太多的词儿,唯有"朴实"最难说。也许正因为这种朴实,才能毫无雕饰地从内心蹦出如此美好、如此无法超越的文字。

《诗经》真是朴实到极致,也精粹到极致。春天的花除了夭夭,还灼灼,灼灼就是亮,就是气足。而秋天的花终归有点暗淡,有点拼命要抓住什么,而又无可奈何、什么也抓不住的沮丧……因此,所谓春花的"夭夭",是少女自顾自地撒野,明亮绚丽而又无所用心,让人心痒痒而又奉若神明,不敢碰触;而秋花的"苍苍",则是中年女人的盛装,虽然精致,但还是用了心、用了力，让人暗自嗟叹，总有那么一点可怜的意味。

有人会说，有些老人也"夭夭"啊，大红裤子大绿袄的，也无知无识的，特高兴。这恰恰是少阳和太阳的区别——春天的少女，不必红与绿，穿得多素，都"夭夭"，因为"夭夭"是青春气息。而太阳、冬天的阳，若藏不住，泛出来的也是虚阳，再怎么用红的绿的来招摇，也只是吓人的妖。

这也是所有的人都喜欢春天的原因，因为生机就在春天里。这个气是往上升的气，是有希望的气，是让所有生命都得以轮回的气。

《黄帝内经》为什么讲春夏秋冬？春夏秋冬就是我们的生命状态：少年就是春天，春天就让他"夭夭"，所有的家长没完没了地给孩子吃补品，总觉得孩子弱，就是看不到他生命里最强大的是生机。昨天还有一个人说他孩子太弱，我问："你孩子怎么弱了？"他说："太瘦。"我说："小时候用脑过度或营养不良的孩子都瘦。再加上他在意父母的关注，脾胃也会弱。"然后我又问："你把孩子怎样了？"他说："送山东老家了，那边有个医生，可以天天给他扎针……"我一听就急了，觉得这种父母真要不得，其实是他们有病，却总觉得孩子是病人！

小孩子跟我们大人有一个最大的不同，小孩子有法脉。什么叫法脉？现在人说法脉，一般指传承。我说的法脉不同于这个，而是指任督二脉气场能量在肉身上的外显。

2019 年夏天我去敦煌讲《道德经》时讲到这种法脉，座下的一位敦煌学者大吃一惊，说终于明白了为什么敦煌壁画画到小婴孩时外面都有一层薄膜状的东西。法脉，在小孩子身上的显现是从头到脚的环绕，所以说 7 岁以前的小孩生病，用按摩的方法治是最好的。

法脉在大人身上，只显现在头部。这些都是看不见摸不着的，但在绘画中有展现，比如基督头上的小光圈，天使头上也有；而在中国，佛菩萨背后都有一个大光圈，看上去像月亮，那太阳在哪里呢？太阳就是佛菩萨，如此便阴阳相配、阴阳和合。所以，法脉又指能量极大的人外散出来的光芒，阴阳具足，才有光芒。用现在的话说，又叫生物场。有人曾用红外摄像抓取过图像，发现其实每个人都有生物场，但因气血不同而表现不同，这些不同体现在形状、颜色等上。一般来说，能量越大的颜色越柔和，生物场也越大。

▶ 阴阳具足，才有光芒。

有人不相信这个"场"的存在，那我举个例子。你有没有在飞机上或电影院里，为座椅扶手而暗中与他人对抗，甚至会为之"浴血奋战"。因为个人空间越狭小的地方，人就越紧张、越容易被激惹，别人并没有碰触你，但你的"场"被挤压、碰触了，你便怒不可遏。

这个空间，现代人称之为"气场"或"磁场"。其实，它是"孤独"这个情感词语的物质体现。标示自我空间的方法是把他者赶出去——动物靠大小便的气味；人类靠气味、靠推搡、靠立栅栏、靠眼神胁迫、靠协商、靠忍耐、靠道德、靠逃离……什么叫亲密？亲密就是共享，就是愿意让对方占据自己的私密空间，二人不仅相安无事，而且非常享受这份紧密。因此，身体的距离其实也反映了心灵的距离。相比而言，女人为阴，喜收敛，相互之间喜紧密；男人为阳，喜宣散，相互之间距离要大一些。

人为了保卫自己的私密空间，会像蚕那样为自己造个茧，声称这是自己的座位、自己的汽车、自己的房子、自己的床铺……久而久之，人和自我空间会形成一体，风格、气味、癖好等完全一致，哪怕在最黑暗时，人也能在私密空间中自如地穿越。所以，私密空间并不只是个地方，而是我们安全感和保持心灵静谧的源泉。

个人空间被挤压会造成压力及情绪的不稳定，而这些都会影响生长、繁殖和免疫力，要么造成暴力泛滥，要么形成抑郁，甚至会得大病或死亡。比如有的妇女因为长期跟公婆住在一起，心情抑郁而得了乳腺癌，临死前说出来的愿望让人泪目，她说就是希望自己能有个单独的住处，只跟丈夫、儿子在一起。所以，人在心灵深处，是渴望有自己的一席之地的，在那里人可以自由地呼吸，可以宽袍大袖，可以不修边幅，可以赤身裸体。其实，人更多的需求是——一种放肆的自由。

动物的私密空间大多是防范同类的，因为伤害往往来自同类。人，一般只允许医生、按摩师、理发师及宠物进入自己的私密空间，我们有时甚至不能接受父母随便窥探我们的秘密，但我们会允许医生和按摩师碰触我们的身体，允许理发师抚弄我们的头发、胡须和脸颊。但那时我们的心灵是关闭的，人与人之间横亘着职业操守。一旦心灵打开，理发就成了剃度，按摩就成了共舞，疗愈才能真正地开始……

2.长因夏、藏因冬

我们再讲一下"长因夏"，即万物的生长要看夏天。关于夏，《素问·四气调神大论》讲过了，夏天就叫放任自我。春天靠的是天足，天足源于冬天化的精足；夏天靠的是天养，"养"这个字，甲骨文里是人放牧的样子，所谓养，就是放开牛羊到大自然中去，就是给生命放假。不给生命放假，就不得养。网上曾说过一个实验，说养生组的人都早死了，而吃喝玩乐组却还高高兴兴地活着。这只能说养生组没有得到养生的真谛，而是只拘泥于几两几克的吃食与生活克制。养生的真谛就是给生命放假，就是跳出俗常生活，把俗常名利、功德放在一边，听风、听雨，日出而作，日入而息。现在的人呢？睡不着了，恐慌；嗜睡了，也恐慌，总担心内疚，怕自己错过了什么。其实，只要沉下心来想一下，我们的前半生几乎没给自己放过假，放假是池塘边的垂钓，泥塘里的打滚和在知了声中四仰八叉的安眠……最美的童年也被父母逼着补习或游学了，然后是青年时的学无止境，中年时的奋斗不休，好不容易退休了，还得照顾年迈的

▶ 养生的真谛就是给生命放假。

父母，自己的更年期正好又与儿女的逆反期、父母的垂死期无缝衔接了……谁能说人生不苦呢？！仿佛只有死去，才有长假！因此说，大多数的人生都在"夏长"阶段停滞了，不能很好地抽穗、包浆，到秋收时节自然精不足，易生病，冬藏时节精则更不足以抗病，这大概就是老年病丛生的原因了。更多的人，把自己活成了一本丰富的医学病例书。

先前问答里有人问："多数老人生命最后四五年的时光都被各种疾病痛苦折磨，反反复复地上医院也解决不了问题，一点生活质量没有。请问，人生命的最后关头只剩下受罪吗？"如果不在夏长时未雨绸缪，到老时就是受罪。在年轻的时候，我们就要把"等拼过这段时间，我再休息"改成"我必须马上休息，否则就没有未来"。丘吉尔说过："如果我们对过去和现在纠缠不休，那么我们就会发现，我们丧失了未来。"

在生死问题上，我最赞叹日本的《楢山节考》这部电影，希望大家都看一下。首先，人老了，要体面地退出生活，不能再过多地占有粮食和资源，所以电影里的老人亲自敲碎了自己的牙。其次，要安排好年轻人的未来，比如老人亲自教给大儿媳捕鱼的技巧，这是一家人活下去的资粮。再有，为了避免愚钝的小儿子让家庭蒙羞，她让自己的老朋友出面解决小儿子的困难……最后，老人家坦然地面对死亡。在老人家心里，善良的人在走向死亡之谷的时候会遇到下雪，于是这位老人家在大雪纷飞中幸福地哭了……其实，在死去前感受到的是幸福而不是恐惧，当是我们每一个人追求的目标。

还有一点，是我们中国的父母要明白的，我们这些做父母的，对孩子而言，是一种制约和压力的存在，我们很难像西方父母那样完成和子嗣生活的剥离，这也是一种放不下。其实，解脱自我，也是终止对别人伤害的一种方式，所以越到老时，我们越要自觉地保持独立性，学会缄默和远离。早一天给孩子自由，也是非常重要的。比如到老时我们要习惯对长大的孩子说：勇敢地做你自己吧，别担心我们，我们余下的岁月，就是照顾好自己，并为你们祷告而已。

再说说"藏因冬"。冬天树木都光秃秃了，但那叫藏，不叫死。藏，是生命的一个状态，该藏时不藏，生命就处在危险当中。藏是什么？藏是蓄积能量。做人的藏，就是韬光养晦。不是说把粮食收到仓库就叫藏，而是把粮食化成精才叫藏。也许 1000 斤粮食才能化 60 斤精，所以生命是一定要有浪费的，不允许浪费，也是一种纠结和想不开。因为化精，还需要火力，所以大家别以为吃的东西全部都能化成精，若想把食物化成精，也需要自身的元气啊。总之，藏的过程，就是化精的过程，精足了，才有春天的发陈。

▶ 藏的过程，就是化精的过程，精足了，才有春天的发陈。

什么叫发陈？就是把这些精拿出来抖一抖、晾一晾开始用，其中又有损耗，一步一步地损耗就是人必然从生到死的原因。全世界都追求长生不死，长生可以，不死很难。西医从细胞分裂看生死，中医从元气损耗看生死。追求返老还童，靠吃和睡都没用，延缓死亡得靠练功。但练功也只能延缓衰老，不可能不老。

3.元气说

首先，我们要了解人衰老的原因。

《素问·上古天真论》中谈到了女七男八的问题，元气的自然规律是：女子在四七二十八岁时生命达到一个顶点；五七三十五岁的时候，阳明脉衰，身体开始走下坡路。而男子身体走下坡路的开始点在五八四十岁左右。人的生命有高峰有低潮，知道了这点，我们就要注意自己身体的变化，在某个阶段做某个阶段应该做的事。

元气消耗多少，必有症状。比如，女人35岁开始头发斑白，肤色暗淡。一般来讲，人元气的衰落按六经走，但如果吸毒、吃激素，则属于重调元气，也可能一下到底。

元气积累多少，必有表现。比如《上古天真论》中的得道之人可以超越女七男八，所以有真人（呼吸精气）、至人（积精全神）、圣人（外不劳形于事，内无思想之患）和贤人之说。总之，元气难积而易散，关节易闭而难开。所以养生的功夫就在于积精累气，积精，首先是不耗散；累气，则是通过健身气功开关节、拉筋脉。

人衰老是由于元气损耗导致。中医认为：肾为先天之本，而元气藏于肾。所以，元气的损耗主要是指肾气衰败。人的元气是个定数，无论你是贫穷还是富有，元气并不会因为你富有而多赋予你一分，因你贫穷而少给你一分。生病和衰老都源于对生命的过分消耗，如果人能知道哪些事可做，哪些事不可做，懂得持戒和固守元气，就能延缓衰老。

其实，即便元气是一个定数，我们的人生仍然有"加减法"，即我们有些活动是在增加能量，有些活动是在耗损能量。我们要学会增加能量的方法。比如，快乐就是在做加法；如果我们总生气，经脉被憋或被堵，就会损耗胃气，直接影响造血功能，这就是做了生命的减法。我们的饮食也好，锻炼也好，都是一个给生命做加减法的问题。吃好睡好，适量运动，能量就能增加；整天好吃懒做，生气郁闷，就是在减少能量。

另一个导致人衰老的原因是识神过亢。就是七情六欲过盛，干扰了我们的元神。胃肠溃疡、心梗、脑出血、高血压、失眠、头痛、红斑狼疮、皮肤病等很多因精神因素而导致的疾病就会由此产生。

中医认为：喜极损肺，怒极损肝，哀极损肠，惧极损胆，饱极损胃，饿极损脾，情极损肾，动极损阴，静极损阳。所以，七情过盛会导致人衰老。

了解了人衰老的原因，我们就会发现，健身气功中的很多动作如"两手攀足固肾腰""调理脾胃须单举"等，都是在锻炼我们的肾经、胃经等，也就是在给生命的能量做加法。而健身气功在修身的同时

▶ 七情过盛
会导致人
衰老。

也在修心，使人平心静气，控制情感的能力得以提高。所以说，修习健身气功是一种非常好的延缓衰老的方法。

另外，传统健身术还可以开发智力。这听起来有点玄乎，其实，道理很简单。

头虽然为"诸阳之会"，要多动脑；但大脑在道教医学里又被称为"泥丸夫人"，就是大脑要像夫人那样端正娴静才好。练功注重静，心静，我们的思维得以安静，这有益于气血的运行，使能量集中，记忆力就能得到提升。

其次，中医认为"脑为精明之府"，不仅要精髓足，而且要昌明缜密。人聪明与否跟什么有关？和想象力、记忆力、意志力、定力都有关。人心血足，就有了思维的动力和能量；而肝主生发，与人的想象力有直接关系；脾主运化，与人思维的关联性和广度有关；肾主收纳收藏，与人的定力有关。

健身气功重点锻炼的就是人的经脉和五脏六腑，所以会直接提升心、肝、肾、脾等的功能，间接达到开发智力的作用。

4.传统健身术可预防和治疗疾病

所谓预防和治疗疾病到底是指什么呢？其实是指两个方面：一为扶正，二为祛邪。

习练传统健身术可以扶正，就是扶助正气的问题。只要我们坚持体育运动，首先可以起到的一个作用就是表不虚。所谓表不虚，就是皮肤不怕风和寒，这样一来，我们的经络就不容易受到外来的侵害，我们患感冒的概率就会大大降低。其次，外来的邪气也不会伤到我们的脏腑，很多疾病都得以避免。

有个大家过去常用而不知的养生方法——搓澡。拿北京来说，二十年前谁家有热水器啊，都是去澡堂子里洗澡。澡堂子里洗澡的人很多，于是乎都互相搓澡。这其实是一种对肌肤体表很有好处的锻炼法。肌肤腠理通过刺激得以强壮，抵御寒邪的能力大大增强。我们现在基本都是在家里自己洗澡了，我建议您买个天然纤维的毛刷子或搓澡巾，多刺激皮肤，这比拍拍打打的锻炼法对肌肤更有益。用西医的话来说，会使我们的微循环系统好起来。

其次，习练传统健身术可以增强我们呼吸系统的功能。练功当中会自觉不自觉地老练呼吸吐纳。尤其是六字诀，六字诀专门靠发声、呼吸吐纳来锻炼五脏六腑。古语云："纳气有一，吐气有六，用心为之，无所不养，愈病长生要术。"但同为心音，一定要懂"啊"是散法，"呵"为下法。由此可见古人对吐纳呼吸作用的高度认可。

锻炼可防病治病，但有个要点，就是贵在坚持。"久行之，百病不作"。所谓"久行之"就是说要天天坚持，不能三天打鱼，两天晒网。我们不要拿"工作太忙了，没有时间"当作借口，透支现在就是在透支未来，早晚会后悔的。给自己制订一个每天锻炼的计划，完成它才可以睡觉。其实你坚持一段时间就会发现，每次习练完健身气功这类传统健身术后，会感到全身通泰、神清气爽，睡眠质量都能大幅度地提高。

现在一提起锻炼，很多人立刻会想到健身房，觉得既花时间又花钱。其实，我们不必把运动当成一种负担，健身并不一定要抽出专门的时间来进行，它可以在我们的生活当中每时每刻地进行。比如，在等公交车时，在超市买东西排队结款时，坐在办公桌前……我们都可以做一些简单的导引动作，达到养生锻炼的目的。

东晋道教学者、著名炼丹家、医药学家葛洪曾说："行走坐卧皆导引。"一语道破了养生的真谛。武术家的行话是"拳打卧牛之地"，就是一头卧牛那么大的地方就可以练出花样来。生活处处可健身，我们一定要深刻地认识到这点，才会挤出更多的时间来锻炼，而不再把时间与金钱当成不能锻炼的借口。

比如，就拿"五趾上扬"这个小动作来说，我们随时都可以做。"五趾上扬"就是使劲地上抬我们的五个脚趾，让它们都往上翘。注意，脚掌不动，只是立五个脚趾。我们在办公桌前、在看电脑时、看电视时、开会时，都可以做这个动作，既不耽误时间，又能锻炼身体。因为大脚趾走脾经肝经，二脚趾、三脚趾走肝经胃经，四脚趾走胆经，小脚趾走膀胱经，脚趾既是阴经的起点，又是阳经的终点，所以这个动作最大的好处是可以让气沉下去，可以降血压，可以聪耳宁神，舒筋活络，对强健腰脊也有好处。如果觉得自己气机上不来，也可以练习五趾抓地，但这个就要站着练习了。

其实，不管哪种体育健身功法，都是先动脚，后动手，这到底是为什么呢？

道理很简单：我们的身体就像一棵大树，足为根，而手是枝杈。我们要先动脚，以便让气血流到枝杈上来。

所以，很多运动方式的起势第一个动作都是站马步，"两脚分开与肩同宽"。其中还要先动左腿，从左做起。这又是为什么呢？因为左为肝，右为肺。肝主血，肺主气。血永远动得比气慢。所以，我们应先让血动起来，以便能让血赶上气的步伐。站马步的另一个核心点是先开阴经。阴经沿大腿内侧走。两腿分开、两脚并行就先打开了阴经。两脚微微内扣，就打开了阳经，因为阳经在大腿外侧。所以，我们学习过后要怎么用经脉也是个问题。

刚刚开始练功时，常会有些不舒服的感觉，比如练八段锦"两手托天理三焦"掌根上撑时，有的人会背部出现抽搐、抽筋等情况，其实这正是身体病灶所在的地方，就像打扫房屋必先惹起尘埃一样，但如果能坚持每天打扫，就渐渐地窗明几亮了。所以坚持练下去，这种不舒服的感觉就会消失。

修身和修心是密不可分的。身体健壮的年轻人可以先从修心性入手；而老年人则要先修身后修性，先把坏房子修好，再搞装修才好。这就是古代修心和修身的次第问题。首先是身心不二，其次要分出先后，量力而行。

我一再强调，天底下最好的药，就是自我锻炼。现在我们都有医疗保险，可难道有医疗保险，身体就真"保险"了？其实还是不保险的。真正要把身体调养好，首先对自己的身体要有自觉的意识。我认为，世上最好的医疗保险，一个是道德修为，另一个就是健身锻炼。

都说"40岁前用命换钱，40岁后用钱买命"，可关键是有钱也买不来命啊！要是有钱能买来命，那有钱人就不会死了。钱是干吗用的呢？钱是用来实现理想，完成梦想的。明悟了人生的目标和终极意义，我相信越来越多的人会懂得，在生命面前，任何物质都没有意义。何去何从，全在我们自己的手上。

这一段的最后一句：

"失常则大地四塞。阴阳之变，其在人者，亦数之可数。"

什么叫"失常"？就是阴阳乖戾、阴阳错乱，阴阳乖戾首先会引发大地四塞。周代末年有位大臣叫伯阳父，通过地震等预测周朝的未来，他说："看来周朝将要灭亡了。天地间阴阳二气，不能失掉规律，如果失掉规律，便是人扰乱了它。现在泾、渭、洛三河一带都发生地震，是由于阳气伏在地下不能出来，阴气压迫着阳气不能上升，这样就会发生地震。阳气被抑制，河川的源就阻塞了，源头阻塞，国家就要灭亡。"这种阳气被阴气压着的地震和河水的干涸，就叫"四塞"。山崩地裂、河水干涸，就是四塞。天地之间的各种变化，既然是人的因素导致的，最终也就会应在人身上。所以，此处说：阴阳之变，表现在人身上，也是数不尽的。

六

——

三阴三阳之离合

帝曰：愿闻三阴三阳之离合也。岐伯曰：圣人南面而立，前曰广明，后曰太冲，太冲之地，名曰少阴，少阴之上，名曰太阳，太阳根起于至阴，结于命门，名曰阴中之阳。中身而上，名曰广明，广明之下，名曰太阴，太阴之前，名曰阳明，阳明根起于厉兑，名曰阴中之阳。厥阴之表，名曰少阳，少阳根起于窍阴，名曰阴中之少阳。是故三阳之离合也：太阳为开，阳明为阖，少阳为枢。三经者，不得相失也，搏而勿浮，命曰一阳。

这段有点难，也不太好讲。三阴三阳是中医里面的一个核心点。我说过《黄帝内经》里黄帝提的问题是高级的问题，这里黄帝说："愿意听三阴三阳的离合关系。"这篇题目就从这个问题出发，专讲三阴三阳离合的问题。

1.为什么门开东南？

岐伯曰：圣人南面而立，前曰广明，后曰太冲。

通过这一句话把中国古代很大的一个问题解决了。中国古代的东西南北图就应该按这句话去理解，我们现在的地图是上北下南，古代人体站立图则是上南下北，左东右西。这个上南下北、左东右西的前提是"圣人南面而立"，是以人为中心的图，而不是地理之图。中国国学的核心是人学，不是知识，讲任何东西，都是在为人服务。讲天文，是为人服务；讲地理，也是为人服务。懂天文、懂地理、懂节气，就有农业文明，就有生生不息。

▶ 中国国学的核心是人学，不是知识，讲任何东西，都是在为人服务。

上南下北、左东右西这个图是人图，所以上为南、为头，为心；下为北，为脚，为肾；左边为东，为肝；右边为西、为肺。南面而立，就是面南而站立。中国人讲究房屋坐北朝南，坐北，就是以肾为根基，肾精足的话，才有东西可生发，南向为心，主散。中国的房屋建筑，最初都面向西南，因为这样可以更多地得到阳光。后来又改成正南正北向，而门开东南为最吉。说到这个问题，我想起了一次有趣的人生经历。

这应该是十二年前的事了。某天，我应邀去北大的某个国学班讲课，我一进教室，发现墙上横幅是"《易经》高级研修班"，里面的学生都跟我年纪相仿，正热烈地用《易经》的方法打卦和说卦，算生死呢。一看进来了生人，他们便停止了喧哗，其中的核心人物是一个抽烟斗的大姐，她挑衅地看着我，问：你干吗的啊？我本性害羞，嘟囔着："一会儿我讲课。"那女人态度有些缓和，说："哦，《黄帝内经》，我们不懂，但《易经》，您可能也不懂，咱们正好教学相长了……"大家也附和着笑了，显然他们认为他们学了《易经》后，自然高人一等了。这一笑，笑得我怒从心头起，恶向胆边生，等班主任隆重介绍了我以后，我登台演讲：

"很高兴结识诸位，刚才这位大姐说了，你们懂《易经》，那我想问各位三个《易经》里的问题，如果你们回答上来了，我终身不再讲《黄帝内经》；如果你们回答不上来，最好好好跟我学《黄帝内经》。"

看我如此发毒誓，大家顿时安静下来，静静地等我出题。

"一、《易经》算卦的开始，为什么要备大衍之数五十，拿五十根蓍草，而其用四十九根，拿出那一根意味着什么？

"二、为什么《易经》是八八六十四卦，而不是九九八十一卦？

"三、为什么古代风水讲究门开东南？跟《易经》有什么关系？"

大家盯着我，教室里一片寂静，表情也渐渐凝重、尴尬。那位极聪明的大姐也默默收起了烟斗，不敢再烟雾缭绕。这时，一位男士站起来，说："曲老师，我们是《易经》高级研修班，看来没办法回答这些低级问题……"于是，紧张的气氛一下子得到释放，我们都笑了，我说："您大概是这群人里情商最高的，如此高情商，看来只能做副手，而非正职。"大家又哄堂大笑，那人果然是某大集团公司的副总。这时烟斗大姐满怀崇敬和期待地看着我说："老师，能回答下这三个问题吗？"

"好，我现在就解释一下这三个问题。第一个问题是易学界至今无法明确解释的问题，大家都在用各种数术理论推断，比如大衍之数为何是五十，至今都没有确切的说法，其用四十九，就更说不清了。有人说，拿出那一根，是拿出太极，等等。照我说呢，拿出那一根就是用来敬天，人算不如天算，先放下拘泥的心，才有通透的明白。学《易经》久了，学到高级班的时候，就容易我慢、我执，忘了天心、天算，路就走死了。没有敬天的心，就没有活路啊。养生也同样，自己成天瞎鼓弄，便失去了生命本身的活泼天性，反而害生。

"第二个问题的回答，就要有《黄帝内经》的理论支持了，《黄帝内经》说女七男八，也就是阴数用七，阳数用八，八八为阳之尽头，生命以阳为用，至八八六十四则是一转折。《易经》不仅讲天道、地道，也讲性命之道，所以以性命之道为终止。汉代还有一个大学问家叫扬雄，著有《太玄经》一书，讲九九八十一卦，则为天道。中国国学以人为本，所以要先学《黄帝内经》，就是道以医显，就是向内求，从生命之理悟天理。

"第三个问题，按理说你们都应该会回答，但你们把《易经》当算卦书了，就把它和生活割裂了。按《易经》讲，正东为'震'，是雷；东北为'艮'，是山；唯有东南为'巽'，为风。风，乃万事万物之传播媒介，无风，就没有万物更丰富的表达，以'风'论，东南巽风为最，其生机最旺。风水学讲风讲水，《黄帝内经》中讲八风，也以东南风为最佳。所以风水讲究门开东南。"

讲完后，那位高情商的男士说："您这三十分钟灭了我们这三年。以后跟您好好学《黄帝内经》。"

　　而烟斗大姐更是对我崇敬不已，后来她用《易经》推算自己活不过某年春节了，血压高得厉害，眼圈都乌黑了。我笑她走火入魔了，开了几服白通汤给她，愈后，她写了几首诗赞我，其中一首是这样的：

商战高压压血压，

银柱悬在一百八。

回龙一剂蟠桃宴（人尿又称回龙汤），

得来失去全任它。

　　这位姐，真有才。她还送了我一首诗，写得也特好，索性一起分享给大家。

养生贯中华，

泰山起东方。

一鸣惊天下，

当今女儿强。

金木水火土，

心肝脾五脏。

内经出帝皇，

伤寒做文章。

十二时养生，

四季生发藏。

子午卯酉时，

循天行沧桑。

仁义礼智信，

肾是精家乡。

外事官财运，

内守方更强。

神医出神方，

药到阴还阳。

其中，最好的几句是："仁义礼智信，肾是精家乡。外事官财运，内守方更强。神医出神方，药到阴还阳。"我认为这位大姐比我有才，就是没用对地方。

2.根结篇

前曰广明，后曰太冲，太冲之地，名曰少阴，少阴之上，名曰太阳，太阳根起于至阴，结于命门，名曰阴中之阳。

上一讲讲了"圣人南面而立"，下面我们讲"前曰广明，后曰太冲，太冲之地，名曰少阴，少阴之上，名曰太阳，太阳根起于至阴，结于命门，名曰阴中之阳"。

"前曰广明，后曰太冲，太冲之地，名曰少阴，少阴之上，名曰太阳"是指圣人面南而立，身前地界叫作广明，即广大、光明之意。身后为太冲。太冲之地，又名少阴。足少阴肾经自足上行，足太阳膀胱经自头下行，所以说少阴之上，名曰太阳。这段是说，身后总称太冲，但又分上下两部分，自上而下为太阳，自下而上为少阴。其实，这个上下又指内外，少阴在里，太阳在表，所以少阴是太阳的内守，太阳是少阴的固摄。还是得举例子。发烧，就是太阳受寒、被憋，少阴心肾就会使劲往外赶寒邪，赶的过程产生的能量就会形成高烧。但只要一出汗，体表就宣开了，烧就退了。所以，人能高烧，说明心肾还有劲儿，没劲儿的话，就是低烧。高烧的可怕在于：高热老不退的话，少阴心肾总使劲，就有衰竭的那一天，少阴心肾衰竭了，身体就崩盘了。这也是人们害怕高烧的原因。

下面解释这句"太阳根起于至阴，结于命门，名曰阴中之阳"。

"太阳根起于至阴"，至阴为穴名，在足小趾，此处名曰阴中之阳。在这儿，出现了许多名称，这只是根据其功能属性勉强起的名称而已。人体有没有阴阳？没有。为了说明阴阳，得先面南而立，先定了位，再说阴阳。三阴三阳，也如是，都是强为之名，实际上没有。你说人体怎么给它分阴和阳？

你分不出来，你只能勉强说气为阳、血为阴。可你怎么能说血就不是阳呢？血也在流动，如果没有阳的推动，它怎么可以流动呢？如果纯阴的话，它一定凝滞不动。所以一切都是打比方，一切都是阴中有阳、阳中有阴。中国文化是没有"绝对"这个词的。

为了讲明白"太阳根起于至阴,结于命门,名曰阴中之阳"这句,我们就要讲一下《灵枢·根结》篇。

岐伯说:"不知根结,五藏六府,折关败枢,开合而走,阴阳大失,不可复取。九针之玄,要在终始,故能知终始,一言而毕,不知终始,针道咸绝。"

这句是说:不懂根结,根,指生发;结,指收藏。也就是如果不懂生发、收藏之道,不懂五脏六腑之开阖枢,就会机关损折、开阖失常、阴精泄露、阳气大伤,生命就此一败涂地。针法治疗的玄机,就在于明白终始根结,明白了终始根结,一句话就能解决问题;不明白终始根结,治疗之道就此灭绝。可见此篇的重要性。

先说根结。根,经脉自肢端走向头身的起始处为"根"。结,盘旋收束终止处为"结"。以足太阳膀胱经为例,"太阳根于至阴,结于命门,命门者目也。"这里的命门指眼睛。《灵枢·经脉》说:"膀胱足太阳之脉,起于目内眦……出外踝之后,循京骨,至小指外侧。"就是说足太阳膀胱经起于目内眦精明穴,止于小脚趾外侧至阴穴。《灵枢·根结》以足为根，以上为结。通常人们以腰为命门，但此处眼睛也叫命门。有趣的是，"太阳根起于至阴"，太阳的根在最阴处，最大的阳根于至阴，这就是中国文化，就是阴阳的关系所在，没有至阴，何来至阳？！就好比人参，至阳产于至阴。

人体的至阴穴在哪儿？至阴穴在小脚趾趾甲的外侧，是膀胱经的根，并在此处交于足少阴肾经。

膀胱经起于哪儿？起于两个眉的眉端，通常来说，有人如果在这长一个痦子，就是膀胱经起始点堵了，如果眉心有痣，面相学上又叫二龙戏珠。如果长在两个眉头，就是膀胱经的起始点有问题。原先看到一个病人，就是眉头睛明穴长了个小肉团，他一进来就说要生二胎，于是我便问他："您去测过精子质量吗？是不是属于原地打转型？"那人便吃惊地问："测了，是团状黏稠，敢情叫原地打转型啊，问题是您怎么知道的呢？"其实原理很简单：精子属于阴，活力来源于阳的推动，他膀胱经从起源处就堵了，自然无力推动。其实我们在生活中遇到问题时，也习惯掐住目内眦想问题，这也是调动阳气的方法。在目内眦眉骨处细细按揉，会发现两个小坑，那就是膀胱经的起始点。经常按揉这两个点，会让自己眼睛发亮、阳气活跃。阳气不足，会沿着鼻梁正中线向上，形成川字纹，人靠皱眉来调阳气上头。而善思维、想得特多的人，还可能在前额形成一悬针纹，这种纹路有杀气，也会伤害到自己。

再说"至阴"，阳的根在至阴，至阴在小脚趾甲外侧 0.1 寸处。先说此名的意思，首先，足太阳膀胱经至此处与足少阴肾经相交，《素问·水热穴论》说："肾者，至阴也。至阴者，盛水也。"《解精微论》说："积水者，至阴也。至阴者，肾之精也。"足太阳之脉从头走足，行至至阴穴已属于阳尽阴生，交入足少阴之经脏矣，故以至阴为名。另，《金匮真言论》说："腹为阴，阴中之至阴，脾也。"所以人体五脏之至阴指脾。脾属太阴，太阴为三阴之始，故称脾为至阴。

至阴穴治疗胎位不正最管用。比如胎儿在母腹里横位或臀位，出生时就会有危险。过去呢，有产婆会推腹，会艾灸至阴穴，现在没人会这个了，只好剖腹。胎儿出现这些问题，家长特别着急，总有人问：现在 37 周了，孩子还横位呢，咋办？先别着急，等 40 周或 39 周要生的时候，孩子没准就转下来了，现在一急，气血一凝聚，胎儿就不动了，最好是，快生的时候，如果胎位不正，可以针刺至阴穴或艾灸至阴穴，注意灸前排空小便，松开腰带，以利胎儿活动。至阴穴属于井穴，井穴就是源头，气血特别薄，流速快，针刺会很疼。所以过去国民党审犯人时，喜欢夹手指头和插扦子，那真是万箭穿心啊。

等讲完这一篇，我们就会知道脚多么重要，脚真的比手重要，因为手天天在动，脚动得少，又离五脏远，所以脚部保养很重要。泡脚当然重要，但若能使劲搓脚尖更好，比如使劲按揉自己的小脚趾对眼睛就有好处，按揉的时候就别看手机了，一边治着眼睛，一边害着眼睛，不是白忙乎吗？

还有一个滞产，生不下来，也可以针刺至阴。对人来讲，阴部是至阴，少腹（又称小腹）是至阴，脾也属于至阴，人体上，凡名称相同的，都有某种相似的属性，所以针刺至阴穴对阴部和少腹病都有效。其实，治病治到最深处的时候，底下就狂痒，并且流污物。年轻的女人阴部瘙痒，一般会有两个时期，一个是排卵期，这时痒，属于阳气生发；一个是月经开始或结束时，这时痒，属于血不足。如果血不足，当归四逆汤配合针刺或艾灸至阴穴，非常管用。

至阴穴还可以治疗头痛。为什么中医说上病下治，下病上治？就是因为有经脉循行。膀胱经根在至阴，与肾经相连，肾精不足导致的头晕目眩，针刺至阴穴可以缓解症状。膀胱经结在晴明，又与小肠经相交，所以针刺至阴穴对营养不足造成的神经性头疼和后脑勺跳痛也有效。如果是前额疼，则要针刺足三里，因为前额属于胃经地界。对小肠经受寒造成的耳鸣耳聋，也有良效，因为小肠也归属于太阳。此外，至阴穴还治疗目痛、鼻塞和流鼻血。

"太阳根起于至阴，结于命门，名曰阴中之阳"。为什么是阴中之阳？因为它根于至阴，它是从阴出来的，由至阴而生阳，所以叫阴中之阳。它结于命门，这里说的命门就是眼睛。一般说来，命门包含四层含义：第一，命门一词最早见于《灵枢·根结》篇，指眼睛。第二，在五脏学说中指肾脏（左肾、右命门之说）。第三，在经脉学说中指督脉命门穴。此穴位于腰部，当后正中线上，第二腰椎棘突下凹陷中。第四，命门，男为精关，女为产户。《医学实在易》说："凡称之曰门，盖指出入之处而言也。况身形未生之初，父母交会之际，男之施由此门而出，女之受由此门而入。乃胎元既足，复由此门而生……重之曰命门也。"命门，是人体生命的根本。中医学认为命门蕴藏先天之炁，集中体现肾的功能，肾，能"造化形容"，即能够创造生命，因此，第四种说法最贴近命门意。也就是说命门，在男子，能藏生殖之精；在女子，则紧密联系着胞宫，直接关系生殖功能。命，人之根本也；门，出入的门户也。

中医把脉理论中，有左肾右命门之说，即左手尺脉看肾功能、看肾阴，也就是看肾精足不足，肾精不足，则需要填精补髓；右手尺脉看命门、看肾阳。一般命门火衰的病人，会出现表情淡漠、四肢清冷、五更泻、男子阳痿早泄、女子宫寒不孕、舌质淡、脉沉迟等虚寒现象。治疗多采用温补的方法。

比如病人腰痛一症，身体沉重，转侧艰难，阴雨天时则加重的，一般都是肾中之阴气盛，而肾中之阳不足。腰为肾之府，先天之元气寄存于此。元气足则肾脏温和，无腰痛之疾。元气一亏，肾脏之阴气即盛。阴主静，静则寒湿丛生，元气气滞不行，所以会有腰痛。元气是怎么衰败的呢？因房劳过度而损伤元气的，十居其八，这样的病人两尺脉必浮空，面色一定黑暗枯槁；另外一些则是因寒邪入腑，阻碍了气机流行，这样的病人两尺脉必浮紧有根，兼发热、头痛、身痛者多。凡治疗阳虚寒湿之腰痛，可用肾着汤或麻附细辛汤。

3.命门

关于命门，有人说命门内含有真阳（真火）、真阴（真水），五脏六腑以及整个人体生命活动都由它激发和主持。也有人持命门只含真火而不含真水的见解，尤其是近代，持这种观点的人太多了，以至于在临床上出现很大的问题。怎么可能不含真水呢？如果说真阳是龙，龙的任何表现都要看真水啊，水浅，"潜龙勿用"；水大，龙才可以"或跃于渊"啊。"真火"和"真水"的关系，还得看《易经》之坎卦。天一生水，在人身表现为肾，一点真阳，含于二阴之中，至阴之地，必有真阳，此真阳乃人立命之根，是真种子，所以称为真阳。"真阳二字，一名相火，一名命门火，一名龙雷火，一名无根火，一名阴火，一名虚火。"名不同，全因为其状态不同，发而为病的话，又可以称作元气不纳、元阳外越、真火沸腾、气不归源、虚火上冲等名称。名目再多，也不过指坎中之一阳。一阳落于二阴之中，是阳为阴根，阴为阳根之意。水盛一分，龙亦盛一分（龙即火也）；水高一尺，龙亦高一尺，是龙因水盛而游，所以说：阴盛者，阳必衰，这就是为什么用药一定要扶阳抑阴。比如，最常见的虚火上炎之证，如上火、口舌生疮、慢性咽炎、喉炎等，当属阳虚，但现今医生多判断为阴虚火旺，一味用清热解毒、滋阴降火等法治疗，如服用六神丸、喉炎丸等，由于方向性的错误，使得病积久难愈，且反复发作。如用扶阳抑阴法，用甘草干姜汤、附子理中汤等方剂施治，定获良效。

病人呢，不懂这些，一见干姜等燥烈之药，便说：我总上火，医生不让我碰姜附之类的药。他要说得对，他怎么治不好你的病啊？可见他也是糊涂医生。你之所以上火，只是因为身体全被阴寒占领了，才会逼火外出。真正的治疗方法就是把这寒破了，把跑出去的虚火拽回来，唯有破下焦寒邪，才能引火归元，这才叫正治法，而用灭火器的方法、一味消炎的方法，则是错误的治法。

为什么让大家灸中脘、关元？有人说我都上火了你还让我用艾条？那是因为你不懂。用艾条把下焦一灸，就破了下焦寒邪，就可以引火归元。又有人问：那只灸关元行不行？不行，中焦寒邪挡着呢，火还是不能下行，所以一定要把中脘也灸了，只有坚持把这两穴位一起灸，火才能下去。这个时候你看我没让你灸上焦，灸上头只会让上面的火更虚疼，因为你没治病根，病根是下焦。

▶ 真正的命门当属肚脐与命门穴之间的这块区域，也是藏男精女胞之界。

从某种意义上说，命门是个关乎生死的大概念，而命门穴是个小概念。命门穴在督脉上，正对肚脐神阙穴，由此可见，真正的命门当属肚脐与命门穴之间的这块区域，也是藏男精女胞之地界。真正能鼓荡此处的药物就是白术，如此便知白术为何是胎产要药了。

命门穴主治性功能障碍、前列腺炎、月经不调、慢性肠炎、腰部疾患等。可以用按摩法、艾灸法和针刺法。比如在按摩院经常有人搓热手掌来回搓擦命门穴及两肾，以感觉发热发烫为度，但很少有人能把这个做完整，最重要的是搓热后要用两掌捂住两肾，意念守住命门穴约3分钟，如此才有良效。还有一种只靠自己的采阳消阴的方法：背部对着太阳，先攥拳，再用拳头上的骨节棱按摩揉搓两肾俞，然后意念太阳的光、能、热，源源不断地进入命门穴，心意必须内注命门，时间约10分钟，最后再打一套易筋经或八段锦就更好了，持之以恒，便可达到强肾补阳气之功效。

命门火衰，不仅是一个虚损的问题，它还会引发很多症状，比如遗尿、拉稀、疲劳感、尿频、遗精、白浊、阳痿、胎停育、头晕耳鸣、癫痫、惊恐、手足逆冷等。比如常年拉稀，就是阳气大虚，因为大便能成型是靠阳明燥火和阳气。人老拉稀就会营养缺失，治疗长期腹泻，可以吃药，用艾条灸命门的方法也不错。但我个人认为灸命门不如灸中脘和关元。生命有些穴位轻易不要使用，即生命的重地轻易不用，重地都是用来救命的。比如命门、会阴、百会、涌泉，这都叫重地，轻易不用。有人说那你还让他使劲地拍涌泉？拍一拍没事，但针刺法不可滥用，尤其是生命重地，因为针刺一般都属于泻法。好奇怪现在有人动不动就针刺会阴、涌泉，这种动辄动用重地的做法，因为重调了元气，治疗当然有效，但也是不顾后果的急功近利法。如果有人说给你针刺会阴，我认为病人有权利拒绝，不到万不得已，坚决不干。

因为用这些地方就相当于用激素，属于重调元气法。

命门火衰，精就收不住，就会遗精。年轻的时候是精满自溢，这个家长不必担心。应该担心的是手淫过度，性生活过早和过度，因为手淫过度形成的遗精特别难治。要想治疗这种病人必须做到以下几条：一是用道理、用读书、用交友解其空虚寂寞。凡是成瘾性的行为，一定要给他找一个成熟的正能量的好朋友带他一起做事，要用人来替下这个瘾。在这件事上，父母不行，父母越干预、越情绪化，孩子越逆反。二是用事情占住他的手。遗精的孩子，头脑易昏沉、空虚，由此导致记忆力差，自然会厌学。所以，这时赶紧找一个军校或职业学校让他去学一年，实在没招了，就送他去武术学校，集体生活会把孩子从孤独寂寞中拯救出来。三是用锻炼强健他的腿和腰。身体动起来了，自然慢慢强壮，脑子就不空虚了。四是用潜阳药收敛他的虚火，用粮食和药，壮他的精。五是要教育他的父母，给他们讲讲因果。不可以滥用父母的权力来掌控和威胁孩子，其中最不靠谱的是让孩子吃所谓的壮阳药，这会彻底摧毁他。

现在人的婚恋生活出了很大的问题，习惯于手淫的人不愿意过性生活，于是出现了无性婚姻。中国古人的智慧在于把"男子三十而娶，女子二十而嫁"作为一个国策，由专门的官媒来管理。现在呢，大多数人年纪轻轻就急着结婚。心智、身体不成熟的人，怎么能够维持现代婚姻？！有人会说，过去农村的人不也是十七八岁结婚生子吗？可过去的人哪里像现在的人见过那么多世面，受到那么多诱惑？！现在的病特别难治，因为不仅要治疗身体，还要治疗心理。

4.表里

> 中身而上，名曰广明，广明之下，名曰太阴，太阴之前，名曰阳明，阳明根起于厉兑，名曰阴中之阳。厥阴之表，名曰少阳，少阳根起于窍阴，名曰阴中之少阳。是故三阳之离合也，太阳为开，阳明为阖，少阳为枢。三经者，不得相失也，搏而勿浮，命曰一阳。

这段翻译过来就是：再以人身上下而言，上半身属于阳，称为广明，广明之下，称为太阴，太阴前面的经脉，名叫阳明，阳明经的下端起于足次趾末端外侧距趾甲根角侧后方 0.1 寸处的厉兑穴，因为阳明是太阴之表，故称为阴中之阳。厥阴为里，少阳为表，故厥阴之表，为少阳经，少阳经下端起于足四趾末端外侧距趾甲角 0.1 寸处窍阴穴，因少阳居厥阴之表，故称为阴中之少阳。因此，三阳经的离合，分开来说，太阳主表为开，阳明主里为阖，少阳介于表里之间为枢。但三者之间不是各自为政，而是相互紧密联系着的，所以合起来称为一阳。

好，终于讲到开阖枢了，但讲开阖枢之前，一定要把来龙去脉讲明白。这个来龙去脉就是"少阴之上，名曰太阳，太阳根起于至阴，结于命门，名曰阴中之阳。……太阴之前，名曰阳明，阳明根起于厉兑，名曰阴中之阳。厥阴之表，名曰少阳，少阳根起于窍阴，名曰阴中之少阳"。这句里面的核心是：少阴之上，名曰太阳，即少阴与太阳是一对表里；太阴之前，名曰阳明——太阴与阳明是一对表里；厥阴之表，名曰少阳——厥阴和少阳是一对表里。这种阴阳表里的描述究竟是为什么呢？为了治病。

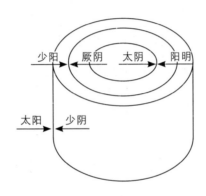

咱们先以少阴与太阳这一对表里说说吧。比如说有个人腰受寒了，腰痛，腰，是不是太阳层面？是。腰，又属于肾。好，那我们是治太阳层面还是治肾呢？在这里，既要看到太阳受寒的层面，也要看到肾的层面，更要看到太阳与少阴的表里层面，此处太阳为膀胱，少阴为心、肾。哪个方子既可以对治太阳受寒，又可以对治少阴肾呢？《伤寒论》里真有一个极简单的方子，可以同时解决太阳与少阴的表里问题，就是麻黄附子细辛汤。关于这个方子，我在《四气调神大论》篇里讲过。麻黄附子细辛汤就包含三味药，可惜现在这三味药在药店里拿不到，为什么呢？据说麻黄因为含麻黄素，所以有兴奋剂之嫌疑。附子呢，有乌头碱，也有毒，不好拿。细辛呢，药典上"细辛不过钱"，就是不能超过3克，超过3克也拿不到，但是只拿3克的话，药效不够，又治不了病。仿佛三味药都是毒药，于是，这样一个好方子只好弃之不用了。所以像腰痛、过敏性鼻炎这些病就不好办了。我曾治过一个过敏性鼻炎患者，他是一天能打两百多个喷嚏的人，鼻子都要擤烂了，当时脉象和症状都属于麻黄附子细辛汤的对应证，服药后，喷嚏立刻减至二十个左右，之后此病就痊愈了。之所以好得快，一是他年轻；二是不曾乱治；三是他认可中医理论，没有被所谓毒性吓倒，并认真服药。但如果已经是老病号，这方子就不太灵了，就要从强壮身体根本治起，肺开窍于鼻，要想肺好，前提是脾胃好，因为脾土生肺金。可现代人从小就用牛奶、冷饮、强行喂食、暴饮暴食、药物点滴等损害了脾胃，脾土弱了，自然不生肺金，肺金不足，肺寒缠绵，不仅鼻病多患，且肺主皮毛，各种皮肤疮疡、湿疹、皮炎等也会泛滥。

咱们还是从医理上讲一下麻黄附子细辛汤如何对治腰痛吧。

首先，太阳受寒，而太阳经最重要的一味药就是麻黄。麻黄所谓解表的特性就在于它能揭盖子。太阳受寒，就是太阳被憋，皮毛紧束，而麻黄入手太阴肺经，宣肺，即宣皮毛。药书里说："麻黄，味甘、辛，气寒，轻清而浮，升也，阳也，无毒。入手足太阳经，手太阴本经、阳明经。……发汗解表，祛风散邪，……虽可为君，然未可多用。盖麻黄易于发汗，多用恐致亡阳也。"也正因为最后这一句，现在很多人不敢用麻黄。麻黄入肺经，也入手足太阳经，所以足太阳膀胱受寒、手太阳小肠经受寒造成的耳鸣耳聋等症，麻黄都能揭开那被憋的盖子。麻黄一上，立刻就能把紧的地方给松开了。但治病，光能松开体表还不成，如果体表泄泻，汗出淋漓，则伤阴血，所以，此时还要用附子来固摄少阴，如此才能表里兼顾。

这几年附子那么火，就是因为附子最能固摄心肾。附子可以祛五脏阴寒，暖脚膝而健筋骨，温脾胃而通腰肾，所以，在这个方子里，它不仅能祛肾寒，还有通腰肾的功能。再比如小孩多动症，不上附子还真解决不了，多动即虚火外飘，用点附子稍微往回拽一下，孩子马上就好了，真阳固摄住了，小孩子的身体也就开始强壮了。

细辛呢，入手足少阴心肾二经，尤益肝、胆之经，肾得之而温。故也能快速纾解腰痛。细辛是非常有力道的宣散的药，而且专门辛散肾寒。所以你看，虽则麻黄附子细辛汤只有三味药，却入情入理，麻黄散太阳膀胱表寒，附子固摄少阴，并且强肾壮腰，细辛专祛少阴肾寒，如此，表里用功，其病若失。

懂得了原理，我们就能明白麻黄附子细辛汤为什么能治疗少阴发热，也就是低烧的问题，为什么能治疗受寒腰痛，为什么能治疗过敏性鼻炎，为什么能治疗肝癌，等等。其实，经方一定都是《黄帝内经》的医理之用。读不懂《黄帝内经》，读《伤寒论》也读不明白。

5.《伤寒论》

到这儿，咱们得说下《伤寒论》了。

后人看张仲景的《伤寒论》，基本上有三个视角，一是六经辨证，这是从经络上看；二是阴阳辨证，这是从阴阳上看；三是气化标本中见理论，这是从气上看。其中各有各的味道，一说中国文化就说它因为没有标准化和可重复性而不具备科学元素，我认为《黄帝内经》体现了标准化，而《伤寒论》体现了可重复性，其中的方子用了几千年，就是可重复性。可如果从这三个视角分析伤寒方，就又有了使用方子境界的不同，也就是，你想把它纳入科学范畴，她都会游离出来，告诉你科学之上还有个境界……

好吧，所谓《伤寒论》之"论"，就是次序、次第，而六经、三阴三阳、气化等，都是《伤寒论》的次第。

最简洁明了的次第是六经辨证：人得病的次第是从太阳到阳明到少阳，再到太阴到少阴到厥阴。太阳受寒，就是高热，就是桂枝汤和麻黄汤的对应证了，看着高热吓人，但实际上这时人体还有劲。传变到少阴时，就是低热，就是人开始没劲儿了，就是麻黄附子细辛汤证，就要有附子固摄着里面了，就不宜一味发表了。明白了六经传变的次第，病就不可怕，治病，不过是往回治，就是从厥阴到少阴再到太阴，从少阳到阳明再到太阳，当然了，也可能从厥阴直接到太阳等。

但这里有一个问题，全部治愈的一个相，就是回到太阳层面，就是有可能有一次高热，这时的高热有点像电脑的重启。但很多人不懂这个，特别是小孩子，大人再怎么治疗，也不太容易回到太阳层面，小孩子就不同了，他们一旦得病，就是高烧，吃西药、打吊瓶后，孩子就软，但寒邪并未消除，只是把症状暂时压了下去，隔段时间身体有点劲儿后，身体又开始攻寒邪，于是又开始高热，这就搞得家长很无奈。找中医治吧，治着治着，又攻到太阳层面，就又烧起来了，这时是要彻底治愈的相。如果会用《伤寒论》的方子，基本一剂就彻底病愈了。可家长不懂啊，看到孩子发烧就恐慌，就又抱到医院里去打点滴了，于是又把病打回原形，这就是医理不明，难以治病的原因。

其实，治病犹如练功，有起势，有收势。有些人学了两天《伤寒论》后，就急着上阵，这，就是不明性命变化之理，所以《伤寒论》里才有那么多变证和误下后的补救方法。按理说，收尾都应该用一下桂枝汤，这时用桂枝汤，不过取其阴阳和解。但一方面，大多数病人只求舒服，不知啥叫作病愈，所以大多治疗中途就满足了；而医生呢，也不想非得到太阳层面，真烧起来了，隔着远，救治起来也麻烦。所以，治疗，大多只是求了舒服，而非治愈。心悸的不心悸了，间歇的不间歇了，人也就满足了。非得求完美，有起势、有收势，其间还得经历些痛苦，这也是让人不安和害怕的，所以没有几个人要这么较劲。

但学习，还是要讲究次第。如果没先读《黄帝内经》，直接就读《伤寒论》，就是莽撞的，因为《伤寒论》是《黄帝内经》医理之用。假如我要办一个中医院校，一定前面有学校，后面有疗养院。首先两年半不学别的，就学《黄帝内经》，同时学按摩和扎针，第一年一边学着《黄帝内经》，一边学着按摩和扎针，第二年就可以自己养活自己，第三年学习《伤寒论》和脉法。这，就是讲次第。

《黄帝内经》的次第呢，就是先讲《素问》，然后讲《灵枢》。讲《素问》，就要从头讲起，先讲阴阳，先讲东方、南方、中央、西方、北方，到第六章开始讲"三阴三阳"。《黄帝内经》的伟大，在于它不仅讲了中国文化的精髓——气、阴阳、五行、中庸等概念，而且把这些概念通通落了地，应用到了人身上，而且真实不虚。能把一切无形落丁有形，并从有形中诠释无形的意义，这，就是《黄帝内经》对我们现代生活的最大意义。

前面说的张仲景三套思路，一是以六经辨证为纲，刚才讲过了。二是以阴阳辨证为纲，比如张仲景的脉法就是以阴阳论："凡脉大、浮、数、动、滑，此名阳也；脉沉、涩、弱、弦、微，此名阴也。"此外还有"病发于阴"等说法。而第三种标本中气理论，就是我们现在正在讲的表里说，即少阴与太阳为表里，太阴与阳明为表里，厥阴与少阳为表里。

先说何为本，何为标？六气，风寒暑湿燥火为本，三阴三阳为标。本标之中见为中气，中气就是少阴与人阳为表里，人阴与阳明为表里，厥阴和少阳为表里，表里相通，互为中气。

比如太阴与阳明为表里，太阴之本为湿，阳明之本为燥，阳明为两阳合明，其阳气之旺盛可见矣，如此，阳明欲安，一定要用阴气制约，以纾解其燥、其亢，所以要从太阴中见之湿化。更何况，阳明恶燥而喜湿，所以能得太阴湿气，则安。举个例子吧，阳明病的一个突出特点是发热而渴，大便燥结，但也可见大量寒湿病证，比如胃中虚冷、水谷不别、食谷欲呕等与太阴湿化之证，这就是二者互为表里的表现。

再从少阳与厥阴为表里讲一下，少阳本气为火，标为阳，标本同气。少阳为初生之阳，向上向外，最忌讳邪气瘀阻其气机，能得厥阴风木之气鼓动，最喜。少阳病的口苦、咽干、心烦等症，都从自己本气来，而其胸胁苦满，默默不欲饮食等症，则是气机被瘀滞后的表现，而头目眩晕，则是中见厥阴风木的表现。

咱们看下小柴胡汤如何解决这些问题吧。

小柴胡汤：柴胡半斤，黄芩、人参、甘草（炙）、生姜各三两，切。大枣十二枚，擘。半夏半升，洗。

小柴胡汤临床常用于治疗感冒、流行性感冒、疟疾、慢性肝炎、肝硬化、急慢性胆囊炎、胆结石、急性胰腺炎、胸膜炎、中耳炎等属胆胃不和者。但大家一定要记住，这些都是西医病名，真正用药前一定要望闻问切，循医理、懂药性、辨脉象，如此才能准确下药。

在《曲黎敏精讲〈黄帝内经〉二》讲《阴阳应象大论》篇时，我讲过小柴胡汤：柴胡配黄芩，柴胡是个气分药，可解肝郁，并推陈出新，总得让邪气向外走吧；黄芩在内清肝胆热。少阳不如太阳、阳明力气大，所以用人参、甘草配大枣，可以补中益气、大补津液，补五脏虚，这就叫"见肝之病，知肝传脾，当先实脾"，杜绝了少阳之邪入太阴的路径。而生姜配半夏健胃止呕，把少阳病的胸胁胀满、胃气不和的毛病给解决了。

这次，我们从少阳与厥阴表里上再看一下这方子。其中，解决少阳病的口苦、咽干、心烦等症，用君药柴胡解决。药书说：柴胡，味苦、气平、微寒；气味俱轻、升而不降，阳中阴也；无毒；入手足少阳、厥阴之四经，也就是入手少阳三焦经、足少阴胆经、手厥阴心包经和足厥阴肝经。可见柴胡之出入表里之间，正好是协调少阳与厥阴的关系，所以祛肝胆之邪，去心下痞闷，解痰结，除烦热，非柴胡不可。所以小柴胡汤在《伤寒论》里地位突出，除桂枝汤、麻黄汤、四逆汤等，就是小柴胡汤了，被称为伤寒门中必需之药。柴胡苦，平升散，黄芩降泄，二者配伍，有升有降，为和解少阳的基本结构。而头目眩晕，则是中见厥阴风木的表现。精不足，虚火扰头就头目眩晕，其中人参、甘草、大枣则补五脏虚，其胸胁苦满，默默不欲饮食，是气机被瘀，小柴胡汤则用生姜半夏，助柴胡和解气机。

6.中药煎煮法

关于《伤寒论》中的方子，1两是多少克的问题，有各种争议。经方剂量与现时中药剂量的转换，网上也说法不一，给大家带来许多困惑。现在的中医呢，临床上就爱用李时珍的算法：1两等于1钱，1钱等于3克，所以1两也就是3克。

关于这个问题，有文献考据，也有出土文物考据，其中出土文物考据似乎更靠谱些。比如1981年我国出土了汉代的度量衡器"权"，中国历史博物馆里就藏有汉代司农铜权，其基本与张仲景属同时代，用它去称中药，得出了以下结论：1升=200毫升（1升=10合），1合=20毫升，1斤=250克左右，1两=15.625克。

按1两=15.625克算呢，《伤寒论》的方子，剂量确实有点大，比如小柴胡汤中的柴胡半斤，人参、生姜等3两，就是46.875克，也就是50克，按理说也不大，如果判断准确，就不会出问题。只是现在的人六经辨证并不精熟，所以一旦用错了，麻烦就大了。其实《伤寒论》里也有好多误下后出现问题的补救法。

所以一句话：《伤寒论》入门容易，用起来难，最难的是辨别服药过程中出现的变化，以及处理手段。最早的医生都是"走方医"，也就是游医，看完病转身就不见了，而张仲景作为我国历史上第一位坐堂医生，给我们留下的最宝贵的经验，就是对病与证长期的、持续的观察和及时的处理手法，甚至，连中药的具体煎煮法都一一告知。

张仲景时期的中药煎煮比较特殊，我们现在是一服药煮两回，早晚各一次。往往第二次煎煮出来的药汤与第一次煎的颜色都不一样，所以才有把两煎和起来的要求，还号称阴阳和合。我对煮药的认知是第一煎一定要晚上服用，靠一夜的休息来加大药力，第二煎第二天早上服用，靠白日的阳气来加持药力。

张仲景就更了不得了，他在开篇桂枝汤里就明确了他的中药煎煮法和服用法。

"太阳中风，阳浮而阴弱，阳浮者，热自发，阴弱者，汗自出，啬啬恶寒，淅淅恶风，翕翕发热，鼻鸣干呕者，桂枝汤主之。"

桂枝三两，去皮。芍药三两。甘草二两，炙。生姜三两，切。大枣十二枚，擘。

具体的煎煮方法和服用方法如下：

右五味（指桂枝汤共五味药）。咀三味（指切碎桂枝、白芍、炙甘草三味），另外生姜切片，大枣擘开。以水七升（用水1400毫升），微火煮取三升（煮后得600毫升，也就是一服药只煎煮一次），去滓。适寒温，服一升（600毫升分成3碗，先服200毫升）。服已须臾（指服用后一会儿），啜热稀粥一升余，以助药力（指热粥养胃，滑窍补液，可以补助药力）。温覆令一时许（盖上被子躺一个时辰），遍身漐漐，微似有汗者益佳，不可令如水流漓，病必不除（不可大汗，全身微汗最好）。若一服汗出病差，停后服，不必尽剂（差，指病愈。即一碗药喝完后，病若好了，剩下的两碗就不要了。有些老人怕浪费，非要把剩下的两碗喝了，那就会大汗淋漓，就大虚了）；若不汗，更服，依前法（是说如果没有出汗，再喝第二碗，服用方法一切按照前面的方法，也就是吃完药喝热粥、捂汗等）；又不汗，后服小促其间，半日许，令三服尽（如果还不出汗，隔个半天再服第三碗）；若病重者，一日一夜服，周时观之（如果病重的病人，一日一夜之中把三碗药喝完）。服一剂尽，病证犹在者，更作服；若汗不出者，乃服至二三剂（如果三碗喝完还不出汗，就再抓两服药。可见仲景开方先开一剂，顶多二三剂）。

"禁生冷、粘滑、肉面、五辛、酒酪、臭恶等物"这一句尤见仲景先师之慈悲心，因为桂枝汤主治太阳之为病，脉浮，头项强痛而恶寒。也就是太阳发热，而"生冷、粘滑、肉面、五辛、酒酪、臭恶等物"都属于难消化之物，且容易把病邪往里带，所以一定要禁食。

《伤寒论》中好多方子都是"以水七升，煮取三升，去滓。温服一升"。比如桂枝加附子汤、桂枝去芍药汤等，都是一服药煎煮一次，分三次服。

咱们看一下小柴胡汤的煎煮法。

"上七味，以水一斗二升，煮取六升，去滓，再煎取三升，温服一升，日三服。"也就是用2400毫升，煎煮至6升（1200毫升），去掉渣滓，再煎煮浓缩至600毫升，先温服200毫升，一天喝完600毫升。

好，关于中药剂量与煎煮问题，我们先讲到这里。

7.阳明根于厉兑（耳病总结）

阳明根起于厉兑，名曰阴中之阳。厥阴之表，名曰少阳，少阳根起于窍阴，名曰阴中之少阳。

关于气机表里和《伤寒论》，我们先放下，还是回到《黄帝内经》原义，讲一讲"阳明根起于厉兑，名曰阴中之阳。厥阴之表，名曰少阳，少阳根起于窍阴，名曰阴中之少阳"。

在《灵枢·根结》里是这么说的："阳明根于厉兑，结于颡大，颡大者钳耳也。少阳根于窍阴，结于窗笼，窗笼者耳中也。"

这里面出了个小问题。按理说，足阳明胃经起于迎香穴，终止于厉兑穴，可这里说，足阳明根于厉兑穴，结于颡大。颡大，指额之大角，也就是从额之大角入发际五分的头维穴。之所以在这里说结在头维穴，大概是因为头维穴是足阳明胃经与足少阳胆经、阳维脉的交会穴吧。颡，指额头；大，多也，颡大之名应该是指此穴内气血盛大之意。胃经属阳明，多气多血之经，跟其他经脉相比，胃经输送到头部的气血物质要多得多，由本穴义为胃经将气血上供到头部的出口，其转运的气血物质也多，故名为颡大。《医宗金鉴》说："头维、攒竹二穴，主治头风疼痛如破，目痛如脱，泪出不明。"其实，只要头疼，人就会自救般地去按揉这个穴位。

厉兑穴在足第二趾末节外侧，距趾甲角 0.1 寸处。属足阳明胃经，是胃经的井穴。这个穴位有缓解面肿（因为胃经走面部）、治疗齿痛（因为胃经入上齿中）、咽喉肿痛、心腹胀满、扁桃体炎、下肢麻痹、足背肿痛等作用。

另外，这个穴位还主治多梦、癫狂等。长期坚持按摩厉兑穴，可以宁心安神、改善睡眠质量。怎么按摩呢？就是用手指关节夹按厉兑穴 2～3 分钟即可，很疼的，前面说了，井穴都疼。

为什么厉兑穴能治疗癫狂呢？

其实中医把躁狂症和抑郁症都归属于阳明病，阳明在经脉为胃经与大肠经。在《素问·阳明脉解》中说到躁狂病人有"弃衣而走"，即脱了衣服到处跑，或"妄言骂詈，不避亲疏而歌"等象，这都属于阳邪盛，此阳邪盛属于虚阳外越，阴精拽不住虚火之象。还有大便燥结也会出现狂躁现象，甚至如见鬼物。而且大便燥结也是阳明病的一个特点。其实躁狂症和抑郁症都属于情志病，二者只是表现不同，但根柢在胃寒、肾寒。而且有时二者会交替发作，一阵抑郁，一阵躁狂，所以又称为双相情感障碍（躁狂-抑郁性精神病）。治疗上要辨证准确才好下手。比如曾有一人发狂，动刀舞棒狂骂亲人，舌苔厚腻呈白粉末状，按《伤寒论》，有人主张用承气汤，我又细问了下，知其五日不曾大便，便嘱其用甘草干姜汤 3 服。其中炙甘草 60 克，干姜 40 克，当晚服第一煎，第二天早上服第二煎后立即狂拉，大便后浑身轻松，舌苔也随之干净，发狂也立止。所以遇事我们还要多观察，把《黄帝内经》《伤寒论》弄透了，才好。其次，治疗双相情感障碍，灸法比针法好用。用针须用神，医者神不够强大的话，压不住。而灸，可以借艾之力、火之力，力挽狂澜。

下面讲一下"少阳根起于窍阴，名曰阴中之少阳"。《灵枢·根结》说："少阳根于窍阴，结于窗笼。窗笼者，耳中也。"

足窍阴穴，位于人体的第四趾末节外侧，距趾甲角0.1寸处。是胆经井穴，这个穴位对五脏阴窍之病——头部耳目口舌鼻诸窍之病，都有调摄之功，因此叫作足窍阴。足窍阴刺络放血具有上病下取、引邪下行、平降逆气之功，可疏通少阳壅滞之气血，则对头痛、目赤、耳聋，耳鸣、喉痹可有缓解作用。具体方法：取双侧足窍阴，消毒后用三棱针在穴位速刺放血，挤出鲜血数滴，再用干棉球按压片刻，每日1次，3日为1个疗程。

少阳胆经"根于窍阴，结于窗笼"，窗笼，是古代耳朵的名称，也是听宫穴。听宫穴位于面部，就是张口时耳屏前的凹陷处，是手少阳三焦、足少阳胆和手太阳小肠的三经交会处。耳为听觉器官，是清阳之气上通之处，属清窍之一。

8.耳聋耳鸣

关于耳聋耳鸣，前面已多次涉及，这次做个总结发言。耳与脏腑的生理病理联系，如下：

肾气通于耳。《灵枢·脉度》说："肾气通于耳，肾和则耳能闻五音矣。"肾为藏精之脏，肾精充沛，则髓海有余，耳窍得养，听觉聪慧；若肾精亏损，则髓海空虚。老年人听力多减退，即与肾中精气减衰有关。但这里面有个问题，总说肾气通于耳，但肾经却不上头，所以还是心开窍于耳是对的，但心肾相交，肾不过是借道于心腑小肠之脉以入耳。另外，耳孔通脑，肾藏精、生髓通脑，督脉属肾贯脊络脑，因此，肾气可通过督脉上达于脑，而后输精于耳窍。所以在治疗学上，一味地靠填补肾精之法治疗耳鸣耳聋有点绕远，再说，督脉脊髓一时半会儿是填补不上来的，而且老人身体已然走下坡路，耳鸣耳聋可能还属于自救，即放弃掉一些功能来保性命之本，纵然把所有的营养都给老人，老人也化不掉啊！

心开窍于耳。《灵枢·邪气藏府病形》说："其别气走于耳而为听。"别气者，心主之气也。说明心气在维护正常听觉中起着重要作用。心主藏神，而听觉在传统医学中亦称为"听神"。因此，心神精明有助于听神，则听觉聪慧，能闻声辨音。心神嘈杂混乱，则听神

肾精充沛，则髓海有余，耳窍得养，听觉聪慧。

心神精明有助于听神，则听觉聪慧，能闻声辨音。

也昏聩不明。在病理方面，心气不平、心血不足、心火暴盛、心火上逆等都可能导致耳疾，出现耳鸣、耳痛、耳痒、耳内生疮等症状。经常有女性因生大气而暴聋，特别是月经期血虚之时，尤其不可生大气。

肝与耳病。《素问·藏气法时论》说：肝病者，"虚则目䀮䀮无所见，耳无所闻""气逆则头痛，耳聋不聪"。

脾胃虚弱与耳病。《灵枢·口问》说："耳者，宗脉之所聚也。故胃中空则宗脉虚，虚则下溜，脉有所竭者，故耳鸣。"这个先前讲过，比如饿极了，我们会说：饿得我耳鸣眼花。这里主要讲一下脾与耳病的关联，脾主运化而升清，脾胃虚弱，就会受纳运化无力，清阳之气不升，水谷精气不能上供清窍，即耳鸣。如果水湿内阻上犯，就会导致中耳积水。这种情况可以用苓桂术甘汤、补中益气汤或参苓白术散等健脾益气升清的方药。

阳经与耳病。这是一个经常被忽视的导致耳病的因素，其实又是重大致病因素。其中手太阳小肠经、足太阳膀胱经、手少阳三焦经、足少阳胆经、足阳明胃经等经脉均循行于耳。《灵枢·邪气藏府病形》："十二经脉，三百六十五络……其别气走于耳而为听。"这句话多重要啊，可见听力涉及全身气血脉络。这也是所谓耳诊可以治疗全身的全息理论的根据所在。

身体外形很简单，也就是头、脖子、胸腔、四肢这几块，胸腔这块有藏象学说和三焦系统学说，其余的就要用经络学说连缀了。其中，经和络还不太一样，经是指一个大条，比如根结，就在讲一条经脉在全身的终止点，但实际上这个终止点是不存在的，因为它还与其他经络相连，所以叫如环无端。而更复杂的就是"络"，细细密密地成了一个网。现在大家有个误区，好像按摩就能按摩到经络似的，怎么可能呢？经络并不是经络图上画的那样，等我们讲到《灵枢·经脉》时，大家就清楚了。比如经络图上说肺经起于云门、中府，但实际上肺经起于中焦，没有中焦之土，是生不了肺金的。所以大家学习中医还得明白一个概念，里支与浮支，这个现在中医教材里不讲，而道家医学里有讲。所谓浮支，是由穴位点连缀在体表而形成经络线，这其中穴位点才是要点，但每个人的气血不同，穴位又是气血的表现，因此每个人的穴位点都会略有差异，所以，身体按摩中的阿是穴就比一般的穴位还重要。所谓阿是穴，就是当你被按压到某一点时，你会"啊啊啊，就是这里！"这个让你啊啊啊的点就是阿是穴，把这个痛点按揉开了，气血会通畅很多。这是浮支的问题。而里支，就是指身体内部的经与络，那是你按摩不到，甚至难以理解、不可思议的东西。

还有一点，前面讲过小孩子都有法脉，也就是说小孩子的浮支系统比较完整，所以小孩子若病了，推拿效果就比较好，而大人就必须要吃药了，因为只有吃药，才可以作用到里支和脏腑。如果你没有什么大病，一个礼拜按摩一两次也是可以的，至少可以舒筋活络。

关于耳朵，我们想不到它与十二经脉、三百六十五络统统有关联。它就是生命的一个全息，所谓全息，不只是说耳朵的外形像一个倒着的胎儿，更是说它的内部是整个经络气血的全息表现。

胆经的根结，下根是窍阴，统摄五脏之窍，上结为听宫穴，又入耳中。所以胆经对耳部疾病有重要意义。要想治耳朵的病，我的治病原则是，岁数大的按心肾治，年轻的按少阳治。为什么？少阳最怕受寒，所谓受寒，既指感受外邪，又指生大气。受寒必跟里虚有关，所以光扎针是不管用的，吃药比扎针更快。按摩、艾灸这些手法只是调理身体，真正治病还是要吃药。调理可深调可浅调，就是看这个大夫的功底。灸法也得看治疗师的功底，他必须要能感知气的走向。

有人会问：耳聋耳鸣用什么药治啊？正确的问法应该是：用什么药方治啊？当然得望闻问切。但有时也可以随缘就势，比如有一次我的学员拿了几服白通汤回上海，回到家第二天来电话，说她的姑姑炒着菜时突然耳朵暴聋了，问我该咋办，我说你姑姑是不是生大气了，她说是。所以你看她姑姑虽然老了，确实有点肾虚，但肾虚并没有造成她暴聋，而是生一口大气让她暴聋了，这时的做法就是把气闭的地方冲开，于是我对学员说："不必带着老人家奔波了，你不是手上有白通汤吗？送她两服就可以了。"果然，一服白通汤后，老太太憋住的耳门就开了，病就好了。白通汤，就是炮附子和干姜，再加上葱白和回龙汤（人尿），多简单的方子啊，生气就是大寒，而附子破下焦寒，干姜破中焦寒，葱白破上焦寒，再以尿为引，破最难破的上焦寒。其实这个方子就两个药需要到药店买，剩下的一个在菜市场买，另一个自己身上就有，可就这么简单的方子，现在有人给你开吗？！更有人嘲笑中医用尿治病。现在西医还专门收集便便治病呢，西医用便便就科学，中医用尿就是迷信？！所以，学中医的最佳路径就只剩自学、自救了，别老问用什么方子，这方子，真开给你，你敢喝吗？！

耳病之所以难治，是因为很多人看到了肾虚这个层面，而没有看到情志和阳虚这个层面。说句实在话，现在的人有几个是真阴虚的？若没有吸收的问题，我们的营养现在绝对是够了。就说怀孕的妇女吧，现在怀孕的女人哪一个是真的虚弱？再虚，也没有三年自然灾害的时候人虚吧？三年自然灾害时，都恨不得吃树皮，可生出来的孩子也没见有啥毛病，而且现在堪大任者都是那群人，现在倒好，吃这个、补那个，孩子天生的问题比那时还多。

关于治疗胆病，古代有个方子叫"温胆汤"，虽然不是经方，但名字起得甚好。此方专治心胆虚怯、痰浊内扰证。比如：触事易惊、惊悸不眠、夜多噩梦、短气自汗、耳鸣目眩、四肢浮肿，饮食无味、胸中烦闷、坐卧不安、舌淡苔腻、脉沉缓等。温胆汤，出自《三因极一病证方论》，组方为：半夏、竹茹、枳实、陈皮、炙甘草、茯苓，外加生姜，大枣。此方还算精巧，其中，半夏、生姜之辛温，可以导痰止呕，即以之温胆；枳实破滞；茯苓渗湿；甘草和中；竹茹开胃土之郁，清肺金之燥，凉肺金即所以平肝木也，如是则不寒不燥而胆常温矣。咱们先不说这个汤好不好，至少现在外边能给病人开温胆汤的，还算没乱来，如此解胆寒，还算对症。什么都分个高级、中级、低级，人这一辈子能遇到个中级的大夫也算不错了。

《灵枢·根结》最后有一段说得特别好：

"故曰用针之要，在于知调阴与阳，调阴与阳，精气乃光，合形与气，使神内藏。故曰上工平气，中工乱脉，下工绝气危生。故曰下工不可不慎也。必审五藏变化之病，五脉之应，经络之实虚，皮之柔粗，而后取之也。"

翻译过来就是：所以说，运用针法（医理）的要领，在于懂得调和阴阳。阴阳调和好了，精气就可以充足，形体与神气也能相合，使神气内藏而不外泄。所以说，高明的医生能够调和阴阳之气，使阴阳之气平衡。而中等的医生常常扰乱经脉，低劣的医生则有可能耗绝精气而危害生命。所以说，对待低劣的医生一定要慎之又慎。一个好医生，一定要审察五脏的病情变化、五脏的脉象与病的感应情况、经络的虚实情况、皮肤的柔粗情况，然后取适当的方法进行治疗。

其实，医生只有好坏之分，高明的医生救命祛病，中等医生扰乱经脉，低劣的医生危害生命，所以中等、低劣者，都要谨防以避之。

七

——

开阖枢

是故三阳之离合也：太阳为开，阳明为阖，少阳为枢。三经者，不得相失也。搏而勿浮，命曰一阳。

帝曰：愿闻三阴。岐伯曰：外者为阳，内者为阴，然则中为阴，其冲在下，名曰太阴，太阴根起于隐白，名曰阴中之阴。

太阴之后，名曰少阴。少阴根起于涌泉，名曰阴中之少阴。

少阴之前，名曰厥阴，厥阴根起于大敦，阴之绝阳，名曰阴中之绝阴。

是故三阴之离合也：太阴为开，厥阴为阖，少阴为枢。三经者，不得相失也。搏而勿沉，名曰一阴。

阴阳冲冲，积传为一周，气里形表而为相成也。

是故三阳之离合也：太阳为开，阳明为阖，少阳为枢。三经者，不得相失也。搏而勿浮，命曰一阳。

这段翻译过来就是——因此三阳的离合状态是这样的：太阳为开，阳明为阖，少阳为枢。其中开阖枢，不得相失错乱。三阳相抟而不漂浮，实则是一阳罢了。

我说了，三阴三阳学说是中医的要点，也是对传统文化阴阳学说的贡献。如果说周易学以"二"为基数的阴阳范畴更适用于表现天道，那么中医学术以"三"为基数的阴阳范畴更适用于表现人道。由于易家采用盖天说，所以重天地，重乾、坤两卦，而医家采用宣夜说，重天地对空间气的运化的无限性，所以弃二而取三。在两仪—四象—八卦的生成序列中，完全是按"二"的倍数递增的，与"三"没有什么关系（除去阴阳两仪的三次组合结构外），而三阴三阳序列则既有"二"的要素，又有"三"的要素。就描绘人体生命现象而言，三阴三阳，比仅以"二"为要素的两仪—四象—八卦序列更理想，所以，三阴三阳范畴的提出，对于中医理论体系的形成与定型，起到了极为重要的作用。

此处，岐伯说："太阳为开，阳明为阖，少阳为枢"，"太阴为开，厥阴为阖，少阴为枢"。所谓开，当指释放与吸收。阖，有关闭、和合之意，应指储存能量。枢，指开合之间的一种变频与转换能力。所以开阖枢是一种高度有序、和谐的自组织行为，不是真分出什么太阳、阳明、少阳，而是生命本身就具备这三种能力。所以结尾处他说："搏而勿浮，命曰一阳"。这个"搏"当为"抟（搏）"，就是先前讲过的和合、揉搓。就是三阳相抟而不漂浮，实则是一阳罢了。

在讲开阖枢之前，文中先指明了"少阴之上，名曰太阳，……太阴之前，名曰阳明，……厥阴之表，名曰少阳"。即《素问·血气形志》中所说"足太阳与少阴为表里，少阳与厥阴为表里，阳明与太阴为表里"。再根据《阴阳离合论》最后所言"阴阳冲冲，积传为一周，气里形表而为相成"之意，即阴阳抟转、表里相成，就是生命，所以，我们可以用一张图（前文第98页）来彰显生命气血的表里，其中，太阳为最表，太阴居最里，其功能为"开"，在于释放或吸收。从经脉气机言，太阳膀胱主释放，太阳小肠主吸收；太阴脾主释放，太阴肺有吸收之功。阳明、少阴当为"阖"，主储藏能量，其中，阳明藏有形之能量，少阴藏无形之能量。阳明为大肠与胃，都是去渣滓而储精华；少阴心与肾，为人体之动能。少阳、厥阴当为枢，主变频与转换。少阳主将无形转换成有形，厥阴主将有形转换成无形。

关于这一段，大家一定要好好琢磨我画的那张图，这个在教材里是没人讲的，我年轻的时候花了很大的精力才琢磨出这张图。这一章之所以很少有人讲，就在于这些问题让人困惑，但实际上，三阴三阳的问题对治疗学意义非凡。

开阖枢，实际上是我们生命的三种状态，最好的比方就是"门"。门，有三种状态，打开、关闭、枢纽。开门就是开，关闭就是阖，而枢纽，则是决定开阖的东西。打开，里面的东西可以出去，外面的东西也可以进来，出去为释放，进来为吸收。太阳为开——太阳膀胱经气主体表，负责人体与自然的交通，吸收自然能量，或释放身体浊气，比如汗液等；太阳小肠在人体内部，吸收人体能量，并输布营养给全身。关闭，就是阖，就是储存能量。阳明为阖——足阳明胃经气收纳万物、腐熟万物，为身体储藏能量；

手阳明大肠经气收纳身体渣滓，并排出渣滓，其实也是为身体储备能量，所以说阳明藏有形之能量。少阳为枢——足少阳胆经气为全身气机之枢纽，少阳一动，全身皆动，就像汽车的点火器，一点着，汽车就发动了；手少阳三焦也是脏腑间的枢纽，甚至是有三把钥匙的神秘枢纽，分别掌控着上中下三焦。没有比三焦更能描述人体气机的了，上焦那把钥匙负责雾化，中焦那把钥匙负责沤化，下焦那把钥匙负责渎化，如此人类生命才能维系着百年的命运……

简单一句话，开，就是工作；阖，就是休息；枢，就是工作和休息的节律，就是起来工作需要气机升起，躺下休息需要气机降落。"开"大了人就耗，"阖"大了人也得病，枢纽主变，时机不对，也出问题。所以开阖枢中的核心是"气"。由此，看病就有了不同的层次与次第，从十二经脉可以论病，从脏腑可以论病，从三阴三阳、开阖枢，也就是气上，同样可以论病……

气的变化要看枢纽，所以"枢"，指开阖之间的一种变频与转换能力。细胞得变化更新，身体也得变，不能老阖着，就是不能天天养着，也不能老开着，那就是不知道"收"。开阖枢是一种高度有序、和谐的自组织行为。什么叫自组织？就是生命有着高度的自洽，它是一个封闭系统，自身可以完善自己，过度干预，会使生命的自我调整失序。现在人类最大的问题，就是认为自己是上帝的那只手，

▶ 开阖枢是一种高度有序、和谐的自组织行为。

可以任意地过度干预生命。其实，谁是地球的主人？细菌。在没有人类之前，细菌已经存活了比人类要长得多的年代，它们才是地球的主人。人类也是细菌的一种，西医发明了抗生素来对抗细菌，无形中就给自己树了一个大敌，细菌的存活能力远远超过大脑的思维能力，它会不断地变异，因为枢纽机关越小，变得越快，而枢纽机关越大，越不好变。

大家如果去查关于开阖枢的问题，会发现大学教育基本无人讲此理论，其实，大学教育里有些知识陈旧得令人震惊。记得在大学里，我烦恼的一件事是，我大学毕业想论述生与死的问题，被告知中文系里没有老师能辅导这个题目。好吧，那我就写关于《百年孤独》这本小说吧，再次被告知没有老师读过这本书，我很惊讶，这是获得1982年诺贝尔文学奖的书啊，而我毕业那年已经是1987年了！后来在中医院校，听说某老师讲《伤寒论》，三十年来授课内容一字不变！我更惊讶了，这是刻录机啊！日复一日没有变化，是多么可怕的一件事啊。反正我无法忍受这一切。怎么办？幸好学校选修课少，那我就开选修课，最后竟然在大学里陆陆续续地开了六门选修课，讲"道家思想研究"，讲《易经》与中医学，讲"中医与传统文化"，等等，能分别讲不同的东西，能天天有点小进步，多么令人快乐。别人不讲的、不研究的，我埋头苦思冥想，自己琢磨过后有了大收获，又能讲给大家，虽然苦熬了心血，但真心快乐啊！后来也有学校领导问我如何成功，我回答第一条就是天道酬勤。

1.桂枝汤

生命是浑然一体的，关于开阖枢，大家一定要牢记那张图，最外围，就是我们的皮肤，整个皮肤系统的功能，是太阳，《黄帝内经》又说："太阳之上，寒气制之"。太阳主释放，而寒气就是在制约释放。皮肤，我们中国不叫皮肤，我们称之为皮毛。皮毛是两个概念，皮主收敛，毛主宣发。皮毛最好的状态就是吸收和宣发平衡。太阳系统的强大要靠少阴维系，心肾相交的能力越强，人的身体就越棒，就越不受外邪的攻击。

▶ 皮主收敛，毛主宣发。

外邪先伤皮毛，这是一个规律，先伤皮毛，热敷或者泡一个热水澡，也管用。里邪若伤了心肾，也会影响太阳皮毛，比如荨麻疹等症，荨麻疹等在西医属于免疫力低下症，而免疫力低下其实就是少阴心肾的问题。这时该怎么办？《伤寒论》说："救里宜四逆汤；救表宜桂枝汤。"就是如果少阴心肾问题大，就先用四逆、通脉汤等；如果表证严重，就可以用太阳经的药方桂枝汤。

我们看一下桂枝汤：桂枝、白芍、炙甘草、生姜、大枣。其中要到中药房去买的药就三味：桂枝、白芍、炙甘草。另外生姜、大枣家里自备。桂枝汤是群方之首，有人说它能治400多种病，这个我相信，问题是有人给你开吗？没人给你开。记得一次出差到杭州，有一个女子荨麻疹严重，西医强烈要求她上激素，吃激素可不可以呢？可以，但属于重调元气法，皮肤疾患本来就属于免疫力低下的毛病，越调元气越虚，病就会反复发作，再伤了阴血，就折了寿。她因为听过我的课，也吃过我的药，所以坚持没上激素。我脉诊后就开了两服桂枝汤，据说她去药房拿药时，被骂了一顿，说只有庸医才开这么少的药，都不值得算账收钱。可她服过药后，病就好了。所以说第一这药不赚钱，第二你问多少大夫自己试着喝过？喝过的人就知道，中药原来可以这么好喝，酸甜口味的。别忘了，制造方剂最早的可是伊尹，是商汤的大厨师啊，桂枝汤在《伊尹汤液》里叫小阳旦汤，是治疗太阳病初起的一个方子。所谓阳旦，就是太阳刚刚升起的样子，而到了张仲景，因为慈悲，方剂的名称就改为桂枝汤，以便医生好记。

讲一下桂枝汤吧。

原方：桂枝三两，去皮。芍药三两。甘草二两，炙。生姜三两，切。大枣十二枚，擘。

此方由五味药组成：桂枝、白芍、甘草、生姜、大枣，是一般用于感冒发烧刚刚开始时的一个药方。当我们身患感冒，出现发烧、头痛、脖子僵硬、怕冷、身上微汗等症状时，我们就要喝这服汤药。这个方子非常有效，若用对了，感冒可一剂而愈。一般感冒发烧，我们现在都认为有炎症，但此方中无一味消炎药，却也可以治愈发烧等症，所以研究桂枝汤，可以知道中西医治病的思维差异。

先说剂量，按前边所讲 1 两 =15.625 克。3 两，真的有点多，因为害怕大汗亡阳，所以现代的医生基本按李时珍的说法算，3 两为 9 克。若开对了方子，9 克也会有效果。我个人一般按数术走，12 克或 24 克，总之，每个人有自己的路数，此不赘述。

在这个药方里，桂枝就是君药。桂枝一般取桂树枝的梢头。中药的药性是非常有意思的，它也因循着取象比类的原则。当你太阳病初起时，就是刚刚发烧的时候，你的病都在表层。树梢，是阳气生发最旺的地方，用桂枝做君药就是取它生发的功效。再比如，大家都喜欢食用鹿茸来进补，这也是相同的道理。因为鹿只在春天的时候才长角，所以它的角是生发之机最为旺盛的地方。感冒初起，病在表，用桂枝做君药，就是取它生发的功效，去驱散你身体受到的寒，这是解表的药。

为什么桂枝要去皮？

在《伤寒论》里，张仲景还特意在"桂枝"旁边注了两个小字"去皮"。为什么桂枝要去皮呢？大家知道中药里的皮都有一个特性——主收敛。皮都是主包裹、主收敛的。我们既然是要取桂枝的生发之效，就要把它收敛的特性去掉，让它全方位地生发。现在我们去买桂枝，很少有人给你去皮，所以要想药效更好的话，就可以用小刀把桂枝的皮去掉。

其实，桂枝除了解表散寒，还有三个重要作用：通心阳，解肌，调和营卫。心阳不足，血脉不荣皮肤末梢，也会出现瘙痒、疙瘩等；但心阳、心血若要达到末梢，也得通过桂枝解肌，以调和营卫。所以，桂枝也是个皮肤要药。

在《伤寒论》里，桂枝汤的变方非常多，这就要看人们对医理和药方的应用了。

如果说在桂枝汤中，桂枝是君药，那么白芍就是臣药，桂枝解表，白芍固里。白芍是根茎类，中药里凡是根茎类的东西都主里、主根本。感冒发烧病在表，但我们一定要先固住自己的根本，不能一味解表而使内部虚脱。再者，百姓言："没有内火，不感外寒。"感冒有时与我们内心的焦虑有很大关联，心里一急，气就往里走，人的体表就虚了，再一着邪风，人就感冒了，所以白芍在这里还有平肝火的效验，平肝则火热自散。芍药还有别的作用，比如镇痛。很多的疼痛，包括感冒造成的肌肉酸痛，谁来解决？芍药。也就是说，芍药在桂枝汤里起三个作用：固摄内部，平抑肝火，解决肌肉酸痛。

凡药，西医讲究成分，中医讲究性味。性味就是看"气"之所在，树枝梢头，生发气最旺；树枝根茎，固摄力最强，花儿呢，最终要绽放，果儿呢，最终要坠落，所以，用其气性，才是神农们的奇思妙想，比如有的道医思维极有趣，你不是不来月经吗？你不是停经吗，他会用到一个药，月月红，其实就是月季花，月月红是一个很强的心理暗示，有没有用不知道，但他们的思维像小孩一样，比较单纯。又像艺术家，在一片灰暗当中，抹一点红，整个画面就亮起来了。

炙甘草在此方中为佐药，其用有二：一是益气和中，合桂枝以解肌，合芍药以益阴；二是调和诸药，合桂枝以通心阳，合芍药以平肝益脾胃，合生姜以散邪，合大枣以生液。如果没有固住脾胃，表寒也容易入里。

生姜主散表寒，所以生姜在此方中是个使者，助桂枝以解表散寒。而且生姜有濡润之性，就能使桂枝的生发不那么燥。有的人还问：生姜要不要把皮切掉？不必。生姜该什么样就什么样，生姜没事自己还长芽儿呢，那就是它的生发之性。生姜主生发，所以早晨起来，如果嘴巴里面不清爽，你可以切一片生姜含在嘴里。生姜还有辟邪的作用，比如南方山林里瘴气重，嘴里含一片生姜，也解瘴气。还有人跟我说，他有胆结石，每天早上起来含三片生姜，最后胆结石就没了。从原理上讲还是可行的，大家可以试一下，反正这个又不伤害你，就是可能不太舒服。

桂枝汤中，大枣十二枚，擘。因为桂枝汤会发汗解表，所以大枣在此方中重在补液，能最快补足体液的，就是大枣。这就是为什么治疗发热的中药方子里，总有生姜、大枣的影子。十二枚，则主十二经脉。为什么张仲景在此特意让大家把大枣掰开呢？大枣分皮、肉、核，皮主包敛，肉主濡润，核主破坚，掰开实际上是要用其肉的濡润之性。所以，药方里只要有大枣，就是要整个地放里边，只是要掰一下，让肉和核的气，都有出处。

前面还讲过，平时大枣泡水，最好把大枣烧煳一些，就是去农村找个大柴锅，拿烧火的铁棍子，夹着这个枣放在火里烧，然后泡水喝，这个对脾胃超有好处，还不滞。你说我放我们家煤气上烧行吗？不太行，得不了柴火的木火之气。同理，如果常年有脾胃病，可以每天早晨起来用柴火把馒头片烧煳了吃，每天早晨一片，一年以后你的胃病就好了。尤其是碱大的馒头再烧煳了，治那种胃酸上逆的，一绝。有人问：油炸行不行？不行，会使脾胃更坏了。

原先人们只是拿桂枝汤当一个感冒发烧的方子用，现在只要营卫不调，只要卫气虚，只要恶风，只要有皮肤病，都有可能用到这个方子。有人说了，这个药里面没有一个是毒药，我可不可以常吃？当然不可以。药，不关乎有毒、无毒，关乎是否对证。听说有一个学中医的学生，自己不试药，却拿桂枝汤给他妈吃，他妈一下就憋住了，全身都胀，学生吓坏了，就直接把他妈送医院了。可见，不明医理、脉法，再好的方子，也可能死人。医道关乎性命，不可不慎。

2.三阴

我们接着讲原文。

帝曰：愿闻三阴。岐伯曰：外者为阳，内者为阴，然则中为阴，其冲在下，名曰太阴，太阴根起于隐白，名曰阴中之阴。

这段翻译过来就是：阳在外，阴在内，阴中还有阴，即是太阴。太阴根起于隐白，隐白是穴名，在足大趾，名曰阴中之阴。

前面讲了三阳，这里开始讲三阴，要不然刚才那个图也没法看。黄帝说"愿闻三阴"。岐伯说，"外者为阳，内者为阴"，这是先给阴阳定义，凡外者，都为阳。为了说明三阴三阳的这张图，就是咱们把人体看成个腔体，从外到里再分成三层，三层中的外层都是阳，最外这层是太阳，最里这层是阳明，中间这层为枢纽少阳。所以三个阳，哪怕在身体里面，也都指外，而三阴，就指阳的里层。这，只是阴阳之气在身体里的不同功能表现，并不是真有这三层。这只是为了说明三阴三阳的概念而用的方便法门。

"然则中为阴，其冲在下，名曰太阴"。"然则中为阴"这句，是说人体内部统称之为阴，但阴中还有太阴。

"太阴根起于隐白"。《灵枢·根结》曰："太阴根于隐白，结于太仓。"隐白穴太重要了。隐白穴，是足太阴脾经的井穴，在足大趾末节内侧，距趾甲角 0.1 寸处，因脾主统血，所以此穴是治疗月经过多、崩漏的要穴，也治便血、尿血。还主治腹胀、癫狂、多梦、惊风等。

其实五根脚指头，都是井穴，没事拿小牙签挨个按摩，都能治病。现在的制造鞋业都强调鞋子要舒服，而不知人的脚也需要刺激。所以，人越老，就越要多活动脚，每天转脚腕、泡脚、按摩脚。这个自我按摩脚，就是掐掐井穴，摩摩四缝，按按太冲，对身体极有好处，但每天找按摩师按脚却会出问题，因为有时会用力过猛，使脚底硬化。

痛风病人最初的疼痛点，就是隐白穴，所以痛风实际上是脾病。

3.太阴根于隐白（痛风）

西医认为：痛风是一种嘌呤代谢失调的疾病，临床特点是血尿酸升高。身体过量的尿酸，会结成晶体，沉积在关节内，引起剧痛。通常大脚趾首先发热红肿，有患者描述疼痛感类似大脚趾被火烧一样。最常发病的关节是脚腕，但发病的关节不限于此，还常见于手部的关节、膝盖、肘部等，发作后即疼痛无比，活动困难。再严重时会造成关节僵硬并畸形。慢性痛风可导致肾结石、痛风性肾病等。整个发病过程肾脏也会受损，严重的会发生肾结石甚至肾衰竭，危及生命。

西医开出的生活方是：

第一，坚决不吃含高嘌呤的食物，如啤酒、海鲜、动物内脏等。过量的酒精摄入是痛风发作的独立危险因素。啤酒中含有大量嘌呤成分，因此诱发痛风的风险最大。啤酒跟海鲜一起吃是尤其做不得的。

第二，可放心吃低嘌呤食物如蔬菜、水果等。鸡蛋、牛奶（酸奶除外）嘌呤含量少，属于优良蛋白质，痛风人群可以放心吃。

第三，可适当吃鸡、鸭、鱼、肉，但不喝汤，吃肉时最好先用开水焯一下，去掉嘌呤类成分。

治疗上，很多痛风患者对"秋水仙碱"是非常熟悉的。痛风是一种对身体健康有严重危害的疾病，西医认为目前还没有药物和治疗方法可以完全治愈该病，只能使用一些药物缓解痛风带来的各种症状。西医认为秋水仙碱用于痛风发作早期，控制症状速度快。但秋水仙碱用来治疗痛风的同时还有巨大的副作用，并且秋水仙碱的毒性也非常大，常见恶心、呕吐、腹泻、腹痛。胃肠反应是严重中毒的前驱症状，症状出现时应该马上停药。肾脏损害可见血尿、少尿，对骨髓有直接抑制作用，引起粒细胞缺乏、再生障碍性贫血。

我认识的一个朋友尿酸高，关节疼痛得要命，去医院时，那个医生特别好，告诉他："我可以给你开秋水仙碱，但服用这类药，有两件事我事先提醒你，第一，性功能会降低，你愿意不愿意？第二，脑力会衰退，就是嘌呤一降低脑力就衰退，你愿意不愿意？"我朋友想了想，说："我当然不愿意。但您这一说，我倒明白了一件事，难怪每次我嘌呤高时，我就头脑风暴。"后来，只要脑子不活跃了，我们一帮朋友就张罗着去吃北京著名的小吃卤煮火烧，里面都是肠子啊、内脏啊，号称补补嘌呤，要不人生多了无生趣啊！

从中医的角度看，痛风应与脾、肝、肾、肺相关。首先，不通则痛，先发于足大趾隐白穴（脾经起始点）。思伤脾，得此病者大多思虑太过，且决断力出了问题，首鼠两端，不敢决断，一般公司的高级管理人员更容易罹患此症。其发热红肿不过是内有寒邪，人体自保功能在发挥作用，欲攻寒邪于外而显出炎症。此时如找对医生，用药助邪外散即可。发展至膝、腕及踝关节时，说明已伤及肺肾，下肢为阴，寒邪、阴邪过盛之时，须大剂阳药急挽狂澜。

此等寒邪是怎么来的呢?

一、思虑太过而不化即生寒邪。这个世界不怕别的,就怕总想事而干不成事。什么叫自由人,就是想一件事能干一件事,还能把这件事干成,就叫自由人。比如说我想讲《诗经》,我就把《诗经》讲完了,这就自由,而且身心愉快不会得病。但想干一件事老干不成,老有那么多阻拦,就会让你郁闷,就会得病,你就不自由。其实这病先发于大脚趾,大脚趾是脑部的全息,即意味着得这病的人,先是头脑受阻,然后是行动受阻。

二、饮用过多啤酒,食用过多鱼虾蟹等寒性食物。古人食这类食物时,一般要喝烫过的黄酒,并食姜以驱寒。即便如此,《黄帝内经》还言东方海滨之人多食鱼虾而多生疮,须以砭石疗之。但今人贪啤酒之凉爽、鱼虾蟹之鲜,且内有忧患焦虑,所以,比古人之症要严重和复杂。

三、少睡伤肝。肝不足,则代谢力量弱。

养生方法:第一,去思虑,人生苦短,要率真地表达自己。第二,不食寒凉,也不必吃含营养物质太高的食物。因为化不掉,则更调元气,且伤阳。第三,生活规律些,脾肾肺肝强大了,自然化万物。

治疗方法:总原则——兴阳。初得病者,可以针刺强刺激"中渚"和"足临泣"两个穴位,很快就可以痊愈。久病者,可以重灸中脘、关元。瘢痕灸可治愈此病。然后就是把脉吃中药,以四逆辈为主。另外,不能为了缓解疼痛而揉捏患处，否则会造成骨膜增生，将来极不容易复原。

因为脾主痿证，所以肌肉萎软症，也属于脾病。

因为脾主统血，所以针刺隐白穴能治很多妇科病。比如月经过多、崩漏等，崩，指大出血，是实证；漏，指滴滴答答，没完没了，是虚证。治疗这两个病，堵法都是要不得的，生生憋回去只会引发更大的问题。前者，要发挥脾主统血的作用；后者，要强壮其阳气，发挥阳气的收摄作用。

隐白穴为什么能治癫狂？癫狂症就是脾胃病，脾胃病的虚证是抑郁症，脾胃病的实证是狂症。古代看来双相情感障碍很多，所以《黄帝内经》反复讲，只要讲到脾胃病，就会涉及躁狂症和抑郁症。现在人不好好读书，就很少有人知道脾胃病跟抑郁症和躁狂症的相关性。

4.少阴根起于涌泉

太阴之后，名曰少阴。少阴根起于涌泉，名曰阴中之少阴。

所谓太阴之后，是指太阴与少阴处于不同的存在状态。太阴在前，少阴在后。少阴根起于涌泉，涌泉，是穴位名，在足心。名曰阴中之少阴，即阴中之动力源是少阴。

《灵枢·根结》也说："少阴根于涌泉，结于廉泉。"

先说太阴，足太阴脾，手太阴肺，所以，脾和肺一定要有劲，要太，比大还多一点。脾有劲就可以运化万物，肺有劲就可以肃降万物。肺虚，就全身没劲，尿尿没劲儿，拉屎也没劲儿，要么拉得细，要么拉不净。脾肺气都虚的，就全身水湿泛滥，肿而胀。

人体就是个腔子，有进就得有出，进出没毛病，人就没毛病。每天观察便便，也是一件重要事。孩子发烧了，别老盯着头，只要他便便通畅，就说明内在的运化还是正常的，烧就能渐渐退下。人和天地沟通的就几个窍，只要窍通，人就得天地的护佑。

少阴，指手少阴心、足少阴肾。在道医文化中，心为真阴，为姹女，肾为真阳，为婴儿，所以"心肾相交"，是指心与肾两小儿猜的一种和合状态。这种和合状态，是生命最好的一种状态。把这件事弄明白了，我们可以懂很多大道理。心为火，火的本性是上炎，肾为水，水的本性是下行。如果心、肾都按照本性走，心火上炎，人就口鼻冒火，眼珠子红；肾水下犯呢，腿就好像一堆烂泥，如此生命就是大病，心肾若彻底分离了，生命便不复存在。所以生命是既要有本性又要会用本性的一种存在，自己能成就自己，自己能克服自己，也是一种自组织行为。于是，心肾相交便是：火之用在于真阴，要像太阳那样照临下方；水之用在于真阳，要有能力蒸腾而升，如此便有真阴、真阳之氤氲。反过来讲，心火不照，则无以得水之清润自己；肾水不温，则无以得源源不断之甘霖。所以在生活中，付出才是最酣畅淋漓的，由付出而得到的，就是对自己的滋养。

心为什么可贵？为什么要尊崇心？从中医理论来讲，心是君主，底下统统是百姓。你可以随便给百姓起名字，可以叫脾、肝、大肠、小肠……但它们都要靠太阳——心来照耀它们，我们的生命都要靠心来温熏。其实，所有文化都强调内心的柔和，源于生命之道讲究心的柔和，心柔和了，就是对百姓好，百姓就安贫乐道，遵纪守法。心一旦暴虐，百姓也就大乱，如此，天下就大乱。

讲到涌泉，涌泉穴是足少阴肾经的井穴，位于足底部，蜷足时足前部凹陷处。涌，外涌而出也。泉，泉水也。该穴名意指体内肾经的经水由此外涌而出体表。可以散热生气。主治昏厥、中暑、癫痫、小儿惊风等急症及神志病患；另外还治头痛，头晕；咯血，咽喉肿痛；小便不利，便秘；足心热。现代常用于治疗休克、高血压、失眠、癔症、癫痫、小儿惊风、神经性头痛、遗尿、尿潴留等，为急救穴之一。

涌泉专门治神志病患，所以泡脚至少可以安神定智。脚离我们的五脏六腑最远，心主血脉，若脚暖洋洋，心的功能就正常。脚尖如果是凉的，脾、肝、膀胱、胃、胆的井穴就都是不通的，人就不舒服。肾经斜走足心，指肾经从脚后跟一直走到这个涌泉穴，所以妇女更年期出现足跟痛，就是肾精虚亏的原因，一般吃附子理中丸会管用。但人一买回理中丸，一看说明书没写可以治疗足跟痛啊，那你就是信说明书，不信我，那你就别吃。原理是只要把中焦解决了，下焦肾就得气，胃为肾之关，肾为胃之关，总之，二者之间有出入的关系，你好了我就好，你不好我就也不好，胃气足了，肾精就足，肾精足了，足跟就不痛了。

现在微信上又说泡脚不好了，会死人的。媒体说什么都行，但一定要把原理说清楚。现在人总熬夜，熬夜大伤气血，不泡脚都会死人。所以泡脚时最应该注意的就是，最好全身微微出汗，汗为心液，如果大汗一定损心液，然后就会出问题。现在年轻人猝死的多，主因是熬夜，你若熬夜过度，就不要锻炼身体，甚至泡脚都不要有，唯一的自救就是睡觉！

5.井穴

说了半天井穴了，总得把"井穴"解释一下。井穴，五腧穴的一种，穴位均位于手指或足趾的末端。《灵枢·九针十二原》曰："所出为井"。也就是把经脉比喻为一条河，井穴就是经脉流注的细小的泉源。"井"为地下出泉，形容脉气浅小。全身十二经脉各有一个井穴，故又称"十二井穴"。比如，肺的井穴是少商，大肠的井穴是商阳，心包的井穴是中冲，三焦的井穴是关冲，心的井穴是少冲，小肠的井穴是少泽，脾的井穴是隐白，胃的井穴是厉兑，肝的井穴是大敦，胆的井穴是足窍阴，肾的井穴是涌泉，膀胱的井穴是至阴。

讲井穴，就绕不过"井、荥、输、经、合"五腧穴。每条经脉都有五腧穴，这五个穴位点全部都在肘关节和膝关节以下，一般合穴就在肘关节或膝关节。《灵枢》开篇《九针十二原》就讲五腧穴，可见五腧穴在治疗学当中意义非凡。《九针十二原》曰："所出为井，所溜为荥，所注为输，所行为经，所入为合，二十七气所行，皆在五腧也。"用水的源流来比喻各经脉运行从小到大，由浅入深，自远而近的特点。

井穴多位于手足之端，喻作水的源头，是经气所出的部位，即"所出为井"。泉眼虽小，但源源不断，是其特性。

荥穴多位于掌指或跖趾关节之前，喻作水流尚微，萦迂未成大流，是经气流行的部位，即"所溜为荥"。

输穴多位于掌指或跖趾关节之后，喻作水流由小而大，由浅注深，是经气渐盛，由此注彼的部位，即"所注为输"。

经穴多位于腕踝关节以上，喻作水流变大，畅通无阻，是经气运行正盛的部位，即"所行为经"。

合穴位于肘膝关节附近，喻作江河水流汇入湖海，是经气由此深入，进而会合于脏腑的部位，即"所入为合"。

五腧穴的临床应用，《难经·六十八难》曰："井主心下满，荥主身热，输主体重节痛，经主喘咳寒热，合主逆气而泄。"

咱们就说下肺经的五腧穴吧，手太阴肺经五腧穴：少商、鱼际、太渊、经渠、尺泽。井穴在哪？少商，在大拇指末端桡侧，指甲根侧上方0.1寸处，小孩发烧或扁桃体发炎时可针刺放血。为什么井穴可以治疗这些病呢？因为井穴是天与地交通的地方，即阴阳交界处，所以可以调气血阴阳之逆乱，开窍启闭，醒脑宁神，用于治疗经络闭阻、气血逆乱，阴阳失调的中风昏迷、小儿惊风、癫狂等神志病变。

而扁鹊说"井主心下满"，是指井穴连接脏与腑，脏与腑的连接出了问题就是被憋，身体就会发闷发胀，两胁胀满，就是心下满。全身憋胀，就是因为脏和腑的交通出了问题，也就是阴阳经气血交会贯通之处出了问题，这时治的就是脏与腑的交通点——井穴。此穴可治疗热邪内郁，气机阻滞的发热、中暑、呕吐、心下满。也有活血通络之效，可治疗气血运行不畅所致的手指麻木。总之，针刺少商，或少商放血，是在转枢，用厥阴经的当归四逆汤也是在转枢，用少阳的小柴胡汤也是在转枢，所以只要懂了原理，用什么去解决问题，就只是手段的不同了。井穴，虽然泉水细小，但生发力强，属于四两拨千斤的地方。

中医治病有药、有针、有灸、有按、有摩等，但这些都是方法，大家一定要牢记，无论怎么学，都要先学医理。医理不通，纵使学一辈子方法，也是个匠人。而大师，就是医理的出神入化，也是方法的出神入化。没有神境、没有化境，终归没入道。比如针法里有"井、荥、输、经、合"，光知道穴位没有用，只有参透了《九针十二原》和《难经》，才可能进入针灸之化境。

手太阴肺经五腧穴：少商、鱼际、太渊、经渠、尺泽。少商是井穴，下面我们讲一下荥穴鱼际。鱼际就在掌上，大拇指下方。其处肌肉丰隆，形如鱼腹，又当赤白肉相合之处，故谓之鱼际。主治咳嗽、咯血、咽干、咽喉肿痛、失声、掌中热、小儿疳积。

鱼际为肺经荥穴，《灵枢·本输》："溜于鱼际。"这个"溜"字用得好，为什么呢？《九针十二原》言："所出为井，所流为荥，所注为腧，所行为经，所入为合。"即，一条经脉，其出处源头为井，好比河水源头再往前走，散漫处为荥穴，散漫的样子就为"溜"。再往前走，就会凝聚一些，所以叫作"注"，"注"就是灌注的意思，几条溪流汇聚到一起的那个交叉点叫"输"。再往前呢，"行"就是很多小溪流汇聚到一起，共同向前运行，就成河水、河滩了，力量就更大一些了，这种贯通的流量叫作"经"。再往前，走到肘关节、腿关节处，经水就如同湖泊了，属于力量更大的地方，叫"合穴"。

虽说肺经"溜于鱼际"形成荥穴，但不要小瞧鱼际，因为此处也可以反映我们肺部的许多问题，如果大鱼际这里纹理粗糙、干瘪、苍白，肺一定有病，如果青寒、色黑，表示肺部寒邪很重。

《难经》说："荥主身热"。只要身体发烧发热，就扎荥穴，用的就是荥穴的功能。"荥主身热"就是疏通的意思，"身热"就是因为经脉被堵住了、憋住了，从而产生了热，因寒邪凝聚而发热，"荥穴"都有去热、泄热的功能。注意，这里不是灭热、消除热和清热的概念，而是疏通，热是因为不通，把堵着的地方疏通了，人就不热了。懂得了荥穴的功能，就知道桂枝汤、麻黄汤等也是疏通法的药，麻黄就是揭盖子，全身憋，骨头酸痛，所以用麻黄汤疏通。但如果里边特别弱，脉象反而特别沉的时候，就得用麻黄附子细辛汤从里边往外攻了。但今人一见热，就上金银花、连翘等灭火，渐渐地，就无法理解为什么桂枝汤、麻黄汤等方中没有清热祛火药，却能退热的原理了。

太渊，是肺经的输穴，位于腕部，在赤白肉际处凹陷中，是肺经的原穴，又是八会穴之一，脉会太渊，因其是脉气所大会处，博大而深，故名太渊。此处对血液运行失常及出血等疾患有较好的疗效。针刺太渊穴对咯血及脑出血，均有显著效果，对于血压的调整也有较好作用。此穴主治咳嗽、气喘、无脉症、腕臂痛。

"输主体重节痛"。"体重"就是湿气重，太阴不足运化，阳气也虚弱不能化湿。很多人胖，以为自己只是湿重，而不知自己阳气虚，这也是人越累体越胖的原因。元气不足，则不能阴阳交通，所以湿气重，而湿气重，又造成阴阳更不交通。而"节痛"呢，大家一般会认为是关节痛，但《九针十二原》说"所言节者，神气之所游行出入也，非皮肉筋骨也"，所以这个节，当指穴位。因为神气游行出入的就是穴位。而输穴、原穴都是元气汇聚的枢纽，所以，元气能走的，也都是这些地界。凡是身体疼痛、沉重的毛病，都得通过这些输穴治，因为调好元气，也好让气机变化。

有人会说了，不是不能调元气吗？谁说的？活着，就要用元气，治病，就更得用元气了，而激素，属于快速调取元气。中医治病呢，只是想办法如何多用经气，少调元气而已，一点不用，是治不了病的。

肺经的经穴是经渠。经渠，位于腕横纹上1寸处，桡动脉桡侧凹陷中，其脉气流行不止，如沟渠之水，所以叫经渠。主治气管炎、支气管炎、喘、肺炎、扁桃体炎、发热、胸痛等呼吸系统疾病以及神经系统疾病。在气不太顺或者气接不上来时，可用中指指腹揉经渠4～5分钟，有降逆平喘的作用，能使呼吸轻松顺畅。

"经主喘咳寒热"。经，原本指经脉。经脉有病就是本经病，和其他经脉无关。这条经脉的正气与邪气相争，就会出现"喘咳寒热"，它有力量喘，这个喘是实证的喘，不是虚证的哮喘。有力量咳，这个咳是很响亮的咳，是肺经的"嘭嘭而喘咳"。阳经当令就热，阴经当令就寒，有定时。因为正气能驱赶邪气往外走，正气足，邪气也盛，所以症状特别明显。所以当这个病属于实证，人的元气也不虚时，就从经穴来治。

肺经的合穴是尺泽。在肘横纹中，肱二头肌腱桡侧凹陷处，微屈肘取穴。主治咳嗽、气喘、咯血、胸部烦满、咽喉肿痛、肘臂挛痛等。

"合主逆气而泄"。合穴主管逆气，逆气就是不顺，往相反方向走。比如胃主降，胃气上逆，就是呕、吐。这时针刺胃经的合穴足三里，人就不呕吐了，就是把这个逆气而泄给解决了。解决这个问题，靠的就是合穴的力量，合穴的实力，如同江河湖海，能运化，能枢转，能把逆上去的降下来。咳嗽、气喘、咯血、胸部烦满、咽喉肿痛，这些病，都有可能是逆气造成的，所以肺经的合穴尺泽可以把这些问题解决掉。

好，我们总结一下。十二经脉都有五腧穴，都有"井、荥、输、经、合"，它们分别代表经脉的出处、所行、所注和经气聚合处，而且可以利用它们的不同属性和功用来治疗疾病。井荥输经合，它们都在肘关节与膝关节以下，扎针就是肘以下、膝盖以下，最治病，扎到胸腹后背反而有危险。懂井荥输经合之原理，能见奇效。

井荥输经合就像是我们手臂与腿部上的春夏秋冬，井穴在手指尖和脚趾尖，就是春天，就是经脉之生机；荥穴就像活泼的夏天；输穴就是沤养我们生命的长夏；经穴就是秋天般的收敛；合穴就是冬天深厚的收藏……所以，手足大地机，就是在说我们生命的春夏秋冬，把这个春夏秋冬理解了，用好了，最起码可以延缓衰老。不是说了吗，人老腿先老，为什么呢？手，我们可以掐指尖以动井穴，十指交叉拉动关节，再揉搓荥穴、按揉经穴与合穴等，但我们在腿上和脚趾间的活动就不多，所以，我们可以想一些办法，让脚趾、脚腕、膝盖动起来，比如原先教大家的转八字法等。

6.扁鹊之《难经》

在这里，又出现了一本书——《难经》。《难经》就是问难，实际上就是问了81个问题，是扁鹊的名著，主要讲脉学，以后我们会经常提到。他在讲井荥输经合时，他在六十五难中说："所出为井，井者，东方春也，万物之始生，故言所出为井也。所入为合，合者，北方冬也，阳气入藏，故言所入为合也。"所以大家看，中国的古书都要讲春夏秋冬。因此我们要明白一个道理，就是在汉代以前，甭管《难经》，甭管《素问》，甭管《灵枢》，天下的道理都是相通的，都在讲生长化收藏。《吕氏春秋》《黄帝内经》《淮南子》《易经》《诗经》等所有的经典，都从春夏秋冬讲起，这是他们认识世间万物的一个出发点，是那时思维方式的一个要点。

所以，怎么能说《黄帝内经》就是一本医书呢？《黄帝内经》之广大、之深厚，不读，怎么能了解它呢？！

西医可以笑话中医，但西医不能笑话《黄帝内经》。一切对话，都应该以相互尊重为前提。我在《生命沉思录 2》里边说了，从文化的角度说，保持中西文化的差异性，比追求他们的共性更有意义。医学，也当如是。中医、西医，不是不能对话，而是看怎么对话，看在哪个层面上对话，当把身体能量提升到心智能量上来时，对话便得以开始。

▶ 保持中西文化的差异性，比追求他们的共性更有意义。

当这种对话成熟时，人类的新时代便来临了。命运不再是一个盲目的内容清单，而是一个有意义的、充满觉悟的实在。大家学好《黄帝内经》后，就不会跟黑中医的人争论了，若一定要争论，也是要拿《黄帝内经》原文来说话，不可以信口开河。

还有一句话，说"西医让人明明白白死，中医让人糊里糊涂生"，那是没有学《黄帝内经》和《伤寒论》，学明了医理，就不糊涂。只不过我们常常被一些概念搅糊涂了。比如西医说发明了一种抗癌药，有效率多少多少，一看到有效率，大家就欢欣鼓舞，其实，有效率不是治愈率，这二者区别甚大，更何况有效率还有一个重要的前提，即适应人群。而治愈率却是彻底治愈，永不复发。再比如，现在都鼓励大家打宫颈癌疫苗，可没有人告诉你这个疫苗只能免疫几种特定的已知的宫颈癌类型，并非宫颈癌的全部种类都免疫。所以，我们要对万事万物保持冷静的态度，没有什么是万能的，当大病来临时，钱也不再万能。所以说，在死亡面前，人人平等这句话是真理。

其实呢，有工夫参与无谓的争辩，不如站桩锻炼一会儿。在站桩里，有几个要点，其中还有跟涌泉相关的。

7.站桩的秘密

站桩是中国功夫的基本功，要想站好，要掌握几个要领。

第一个要点为百会对会阴。

首先，所谓身体的直立，其实有个隐含的中轴线，即我们的会阴穴与百会穴这条中轴线。前面讲了那么多根与结，但生命最重要的根结，就是百会对会阴了，由这个中轴线形成的圆就是任督二脉。养生家称百会为天门，会阴为地户。天主动，地主静，所以天门要常开，地户要常闭。

会阴穴在前阴后阴的中间，是任、督、冲三条经脉的一个起始点。督脉主人一身之阳气，任脉主人一身之阴血，冲脉主人一身之性。所以，会阴被练武者、养生家起了个专门的名称——阴跷库。库，就是藏元精、元气、元神的地方。

练功夫的人，阳气常把会阴穴冲开，分成任、督、冲三股流注于经脉，不能返还归元，因此无法延年益寿。只要会阴穴一打开，人体的百脉都动，所以练功夫的人一定要让会阴穴有弹性且紧闭，使散乱之气得以归元，这样才能降低消耗，强身健体。

为什么刚开始练习气功或其他各门武术时，一定要先从站桩、站马步开始呢？这是因为，只有先锻炼好会阴穴，才能让百脉引发全身的气机流动，并能返回会阴穴。

我在《从头到脚说健康》一书里说过，有一个非常传统而又保险的养生方法，叫作回春术。回春术就是作用于会阴穴，它也是一个不动声色就能锻炼的方法。无论你是站着，还是坐着，只要你有意识地做提肛这个动作，就是在提拉、紧闭会阴穴。久练回春术，我们就能保持一个年轻态，不只是心理上的年轻，更重要的是生理上的年轻。

提拉会阴穴的时候，身体肯定是要挺直的，假如你窝在那儿，身体是提不起来的，所以，这个动作的要点就是站直或坐直，调整好身体，让百会对会阴，然后往上提拉。此时，我们自然会收腹。收腹实际上也是个非常重要的动作，它可通过我们六腑的运动来按摩人体的五脏。

从养生的角度来说，人的天门要常开，地户要常闭，地户指的就是会阴穴。其实，提拉会阴穴和提肛是有很大区别的，但又没有别的说法更接近这个动作，所以，提拉会阴穴还需要大家细细体会。会阴穴一紧闭，上边的百会穴就会由于督脉的冲击而打开了。所以说，回春术看似极其简单，却是使任督二脉周行全身的强身大法。

站桩的第二个要点就是肩井对涌泉。两脚分开与肩同宽，其中的秘密就是肩井对涌泉。涌泉穴为足底肾经的一个穴位；而肩井穴在我们的肩膀上，位于大椎穴与肩峰端连线的中点处，属于胆经。涌泉穴表示肾气如泉水刚刚涌出地面，如果不加以约束，则散溢四方，有肩井这口井收拢着，气血就不会散乱了。有人会疑惑，肩井穴有点靠后，似乎对不上涌泉。可你若真对不上，你还就真永远练不成。

我们首先看看"肩"字是怎么写的？

"肩"字的上边是一个"户"字，下面是一个"肉月"。"肩"的意思直白点说，就是"肉的门轴"。所以，我们没事的时候，要多耸耸肩、多转肩，也就是前后活动肩膀，这样就能很好地解决肩背疼的问题。

我们不要小看了肩井穴，它被称为第一强身穴。肩井穴前面就是缺盆穴，这也是一个很要命的穴位，因为人体大多数经脉都途经缺盆穴。如果缺盆疼痛，就说明人体的五脏六腑都出大问题了。所以，我们没事的话，应该经常按摩缺盆穴。

我们的左右手交叉往肩膀上搭的话，正好能放到肩井穴上，这就是老天让我们干这件事的。另外，也别只给自己按摩，回到家，我们要多体谅下自己的爱人，没事儿给爱人揉揉肩，提拉提拉肩背。这既能增进夫妻感情，又能锻炼身体，何乐而不为呢？

站桩的第三个要点，就是要守五窍三关。

五脏各有官窍。"窍"：穴也，空也（《说文·穴部》）。其音"巧"，又有机巧、灵巧之意。

五脏有官窍，是造化的机巧与智慧。五脏为阴，阴要没有官窍，就僵死了。反过来，五官窍也决定着五脏的生死。

道教丹道家视五窍为元气之贼，因此强调对眼、耳、鼻、口、意的修炼。主张目不外视而视内，则魂在肝而不从眼漏（肝神为魂）；鼻不闻香而呼吸在内，则魄在肺而不从鼻漏（肺神为魄）；口不开而默内守，则意在脾而不从口漏（脾神为意）；心不妄想，则神在心而不从想漏（心神为神）。如此，则五藏神攒簇在腹部坤位，为不漏境界，这也是老子"君子为腹不为目"的真义。

▶ 耳听声则肾精动摇；目视色则心神驰越；口多言则肺气散乱。

守三关是哪三关？丹道家认为，"九窍之邪，在乎三要"。这三个要点是：人容易受到耳、目、口所招邪祸的伤害。耳听声则肾精动摇；目视色则心神驰越；口多言则肺气散乱。因此，要固守耳目口三关。所以练功的人一定要注意练功时不可妄语，而教功的人最忌讳一边讲一边练，这样最耗气。

8.厥阴根起于大敦

> 少阴之前，名曰厥阴，厥阴根起于大敦，阴之绝阳，名曰阴中之绝阴。

这段翻译过来就是：少阴的前面，就是厥阴风木。厥阴根起于大敦，大敦是穴名，在足大趾。阴之极则绝阳，名曰阴中之绝阴。说到绝阳、绝阴，无非就是该转化了。

《灵枢·根结》："厥阴根于大敦，结于玉英，络于膻中。"

这里足厥阴指肝经，根起以于大敦，大敦穴，在大趾末节外侧，趾甲根侧后方 0.1 寸处。此处通常有几根毛，所以别名三毛。敦，厚也，其肉敦厚，穴处脉气聚结至博至厚，故而得名。此穴，是肝经之井穴，"病在藏者取之井"，诸井穴皆有开窍泄热醒神之效，故可治疗中风昏厥。可用艾柱灸 3～5 壮，或用艾条灸 5～10 分钟。

肝经，从这个大敦一直沿着大腿的内侧往上走，最后上头入点巅顶，所以巅顶痛属于肝血虚的问题。所以可以治疗癫痫、嗜睡。此外，胆经也上头，膀胱经也上头，所以偏头痛属于胆病，后脑疼痛就是属于阳虚。

肝经的大敦穴为什么能主治生殖系统疾病呢？因为只有肝经"循股阴入毛中，过阴器"，"厥阴者肝脉也，肝者筋之合也，筋者聚于阴气"，因此，针刺大敦穴可以治疗疝气，少腹痛；遗尿、癃闭、五淋、尿血等泌尿系病症；月经不调、崩漏、阴缩、阴中痛、阴挺等月经病及前阴病证。也就是说，但凡是生殖系统疾病，都要从肝经来治。其实，任督冲也走生殖系统，但这三者都属于先天，先天的问题，只有靠练功才能发挥作用。反过来说，练功练哪里呢？入手处，还是任督冲交会的这里，比如盘腿静坐，把两条腿盘成一个锁，锁住生殖系统，而不让其下流。从这里积攒的能量上冲于脑的话，哲学家称之为"升华"，修炼家称之为"开智慧"。只不过这时给下盘专门又起了一个名号，叫下丹田。而后天的问题，只能从肝肾经脉入手，因为肝肾同源。

好，我们讲这一篇最后的部分。

是故三阴之离合也：太阴为开，厥阴为阖，少阴为枢。三经者，不得相失也。搏而勿沉，名曰一阴。

阴阳冲冲，积传为一周，气里形表而为相成也。

这段翻译过来就是：因此三阴的离合是——太阴，为开；厥阴，为阖；

少阴，为枢。三阴经气，不得参差相失也。抟三阴之气，而不致其沉，实则是一阴。如此，阴阳冲和，传遍一周，气布于里，形固于表，而为相成也。

先讲"是故三阴之离合也：太阴为开，厥阴为阖，少阴为枢"。

如果大家再看我先前的那张图，会发现出了个问题。

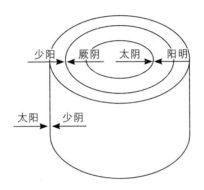

图上显示的是太阴为开，少阴为阖，厥阴为枢。也就是：太阳、太阴为开，阳明、少阴为阖，少阳、厥阴为枢。

这一篇之所以难讲，是我始终觉得无法面对这个问题。《黄帝内经》是我心中之至宝，一见有瑕疵便内心慌乱。曾经多次安慰自己，说只是在这本书结集之时，人们可能弄乱了，但毕竟在此篇和《灵枢·根结》篇都是这么说的，说"太阴为开，厥阴为阖，少阴为枢"。但是，这个说法于理则又说不通。我先把问题摆在这里，然后咱们一起看一下问题出在哪里。

首先，大家要清楚，此处所言三阴三阳，与六气有关。按照天之六气的排序，三阴指厥阴、少阴、太阴。在《素问·阴阳类论》中黄帝曰："三阳为父，二阳为卫，一阳为纪；三阴为母，二阴为雌，一阴为独使"。明代张景岳、马莳等均指出"一阴"当指厥阴。张景岳："一阴，足厥阴肝经也。"杨上善："一阴，厥阴也。"王冰"一阴，谓心主之脉"也是厥阴心包。马莳："一阴者厥阴也，厥阴为里之游部，将军谋虑，所以为独使也。"由此，厥阴应与少阳同为枢，少阳为纪、为游部；厥阴为独使、为朔晦，可变来变去，主转变，难窥其行止。少阴当与阳明为阖，阳明像战士一样卫外，少阴像少女（雌）一样内守。有了这些支持，我们才断定，太阴为开，少阴为阖，厥阴为枢。

八

——

《黄帝内经》的结集

在这儿，不得不谈一下《黄帝内经》是如何结集成书的。

有人说产生《黄帝内经》的时期应是黄帝时期。不错，那是一个由无序变有序的时代，是充满创造并辉煌的时代，是产生巨人的时代……仓颉造字"天雨粟，鬼夜哭"，相比中国文字惊天动地的产生，写一部《黄帝内经》似乎也算不上什么。但要明确的是，传说中的黄帝最初只是一个部族的首领，而远古任何部族都有从母系到父系的转换与过渡，"帝"字既可以是男性生殖的表征，也可以是女性生殖的表征（蒂，花蕊，女性生殖的象征）。那么，《黄帝内经》所表现的长生观念及诸多的生命的体悟与直觉也可能是一种女性的直觉，尽管最后把它们落实在文字上的可能是众多的男性。但这仅仅是一种推测。

还有人说，《黄帝内经》是春秋战国时的作品。因为那是中国思想史最辉煌的时期，有老子、孔子、孟子、荀子、墨子……再看看那时的医生何等的了得：有医和、医缓，有文挚，有扁鹊，他们都是望而知之的高手，在诸多的医家中，也许有那么一小拨秘密的小团体，他们也许无缘像医和、医缓、文挚、扁鹊等由于接近帝王而被载入史册，但他们有精深而细密的理论、高深的体悟，以及闲暇漫长的人生来创作，并托名黄帝写了这部旷世经典。那么他们会选择何时何地来实现他们的高谈阔论呢？

让我们接着猜测，春秋战国期间，山东的人文环境最佳。齐鲁大地，齐，源于姜子牙（周朝诸侯国齐国的第一任国君）；鲁，源于周公（周朝诸侯国鲁国的第一任国君），他们都来自西岐（女娲、西王母的故乡），东迁后在东部胜境建立了新的仙岛。春秋战国的动荡，使得周朝的巫医、太史、太祝、太卜们流落民间，他们都具有丰富的医疗经验、天文知识及书写能力，对他们而言，王室的衰落并不代表文化的灭绝，他们可以在民间街坊更广泛地传承宝贵的针道医理，而齐鲁大地的"稷下学宫"有可能是他们最佳的言论自由之地。在《素问·异法方宜论》中说砭石从东方来，而砭石正是针道的先驱。

而《黄帝内经》最终托名于黄帝的原因可能有二：一是他们有尊古的高尚情操和为善不欲人知的全德表现，也只有如此"德全"，才能安保医道传承的不绝如缕。也许另一个难言之隐，便是由于医、巫名势的日益衰落，他们不得不隐姓埋名，顺从时代的变迁，托名于远古盛世的黄帝，以求长存。从《扁鹊内外经》及《白氏内外经》这种以具体的真实名氏命名的书籍的埋没与消失来看，我们不得不感叹他们如此高明的选择。

黄帝这个名称在战国时期再度浮出历史的水面，应该不是空穴来风。黄帝在儒家本不占势力，却在阴阳家、道家、神仙家、医家、史家中成为至高的偶像，完全是时代因缘的巧合。当时掌权者的共同目的就是一统天下，称王称霸，而黄帝正是中国历史上一统天下的典范，尽管这个愿望先由秦始皇达成，并由汉武帝最终实现，但先期的各种准备不可或缺，历史从来都不是一蹴而就的，而是经过了漫长的准备与摸索……

最初的实践就在"稷下学宫"所依托的齐国开始。黄老之学，始于战国末年，成于秦汉之际，大盛于文景之时。它是由阴阳家驺衍之流的五行终始与道家的清静无为、天道观念、自然主义糅合而成，与儒墨言必称尧舜一样，它抬出远古的黄帝与老子，并称为黄老之学。

黄老之学最初是由"稷下学宫"的稷下先生们从老子学说发展来的。其中心人物有宋钘、尹文、田骈、慎到、驺衍等，他们把老子学说、道家、法家与儒家的礼、文相结合，形成一种包容诸家的新思想，并用它来整顿社稷，巩固势力，使得齐国一度成为秦国的隐患。

总之，那是一个动荡的、充满智慧的年代，中国思想史中重要的一种思潮就此拉开帷幕，从"稷下学宫"一直到东汉末年，黄老学说传承不断。《史记·乐毅列传》曾记述了这一派的传承："乐臣公学黄帝、老子，其本师号曰河上丈人，……河上丈人教安期生，安期生教毛翕公，毛翕公教乐瑕公，乐瑕公教乐臣公，乐臣公教盖公。盖公教于齐高密、胶西……"而这一时期，正是《黄帝内经》从出现到完型的时期。

比较齐国的神仙思想和《素问·上古天真论》的至人、真人；比较驺衍的阴阳学说与《素问·阴阳应象大论》；比较宋钘、尹文的天道观和《素问》的气道理论；比较《孙子兵法》中的形势、道、法与《黄帝内经》的针道刺法等，不能不让人怀疑它们在语汇与立意上的相通和不谋而合。

而《史记》唯一记述医家的一篇——《扁鹊仓公列传》中，主角的活动区域也与齐国相关，其中，有"扁鹊望齐侯之色"。而中国历史上记述的第一个有名有姓、有家庭有女儿的医家——仓公，也叫淳于意，其女儿就是大名鼎鼎的缇萦，"缇萦救父"的父亲就是当时的大医仓公。仓公为齐太仓长（临淄人），其老师公乘阳庆与之同郡，传仓公黄帝、扁鹊之脉书上下经、五色诊、奇咳术、揆度阴阳外变、药论、石神及接阴阳术。这说明齐域境内的医疗事业的活跃与学术水平的高超。甚至，在缇萦救父后，仓公还应当时帝王的要求写了中国历史上最早的医案，这件事被记录在《史记》中。这些不能不让我们产生某种联想：《黄帝内经》的雏形极有可能是稷下学宫的产物，《吕氏春秋》及《淮南子》对阴阳五行、宇宙时空等诸多观念的梳理和终结性把握，以及汉代策问文体的成熟，为《黄帝内经》找到了一种最佳的体例和表述方式，于是，一部全方位体现中华智慧和厚德济生原则的旷世之作就此成型。

1.王冰对《黄帝内经》的贡献

中国的文化一定是起于西方昆仑山脉，最后在东方结集成册。我个人认为《黄帝内经》也是在这个时候形成的，那时有各种篇章，最后在东汉时期形成《内经》《外经》两部书。然后代有传承，至唐代王冰时已经篇章混杂，现在我们看到的本子，是唐代王冰整理注释过的。在《重广补注黄帝内经素问》序中，王冰讲述了他重新编写《素问》的整个过程。

此次编次整理统共用了十二年之久的时间。王冰将原存九卷分编为二十四卷八十一篇；又为全书作注，注文相当精当，被后人视为重要的训诂文献之一。但王冰只是学者，不是医家，所以，这里面关于医学的解释，我们还是要慎重看待的。

首先，王冰指出中国古书第一次出现《黄帝内经》字样，是班固《汉书·艺文志》曰："《黄帝内经》十八卷。""《素问》即其经之九卷也，兼《灵枢》九卷，迺其数焉。虽复年移代革，而授学独存，惧非其人，而时有所隐。故第七一卷，师氏藏之，今之奉行，惟八卷尔。"这句是说王冰当时看到的《素问》只有八卷，其中第七这卷，被当时的老师秘藏不传了。

当时的卷宗有多么混乱呢？王冰在《素问》序里说：有的一篇重复出现，而另外立两个篇名；有的两篇合并一起，而总括为一个篇名；有的问答没有完结，而另外设立篇名；有的书简脱失未加写明，而说是历代残缺；在重出的《经合》篇前加上《针服》的篇名，把《异法方宜论》并入《咳论》篇；割裂《通评虚实论》而并入《四时刺逆从论》；把有至教内容的《上古天真论》退放在后面，而把论述针法的诸篇列在前面……诸如此类，不可尽数。

王冰具体如何整理的呢？基本编辑原则有六：一是迁移补缺。其中书简脱落，文字断缺，意义不相连贯的地方，搜求经文中有关的内容，迁移来补充其处。二是加字昭义。篇名缺漏，所指事理不明确的地方，斟酌它的内容要旨，增加文字使其义明晰。三是分篇冠目。篇论合并不分，意义互不相关，缺漏篇名的地方，就区分内容的类属，另加篇名放在该篇之前。四是考校尊卑。君臣问答，礼仪错失的地方，就考校他们地位的尊卑，增添文字使其文义显明。五是削繁存要。书简错杂、文字零乱及前后互相重复的地方，就详审经文的要旨，删掉繁杂的部分，保存其中的要点。六是别撰《玄珠》。其中文辞义理深奥，难以粗略论述的地方，就另撰《玄珠》一书，陈述其中的道理。凡是添加的文字，都用红色书写，使今本和原本务必区分，文字不相混杂。尤其是最后一点，王冰本来把自己增添的文字都用红笔标注了，可是后来的印刷却没有用彩色印刷。但如果细读，并知晓古韵与唐韵的区别，还是能辨别一二的。

就这样，王冰辛辛苦苦历经十二年才完成《素问》的整理，并且在当时的老师郭子的斋堂，受得先师张公秘本，也就是前面所言老师不传的东西，今人认为就是后面的"五运六气"篇章，总共合成八十一篇二十四卷，也就是我们现今看到的《素问》的样子。

2.再论开阖枢

咱们还是要看前面那张图。太阳为开，阳明为阖，少阳为枢，太阴为开，少阴为阖，厥阴为枢。

其中太阳、太阴一个最表，一个最里，为开，所谓开，当指释放与吸收。太阳吸收外面的能量，太阴吸收里面的能量，光吸收还不行，还得释放。

阳明、少阴为阖，阖，有关闭、和合之意，应指储存能量。阳明储存太阴的能量，少阴储存太阳的能量。阳明足，全身运化有力；少阴足，心肾相交能力强，生命就旺健。

少阳、厥阴为枢，枢，指开合之间的一种变频与转换能力，没有少阳、厥阴这一圈枢纽，生命的内外则无法交通。少阳主将无形的能量——气，转换成有形，厥阴主将有形的能量——血，转换成无形。

所以开阖枢是生命一种高度有序的、和谐的自组织行为。

把开阖枢的位置及功能确定后，就明白了其表里的关系。比如，太阳与少阴相表里，太阳不开，少阴就得启动能量，来助太阳之开。关于这个，要记得我讲的发烧的例子，太阳受寒，人就怕风怕冷，少阴有劲，人就发热以攻寒，桂枝汤就是调动少阴的力量来祛寒解表。现在讲桂枝汤的人习惯强调桂枝调和营卫的功能，而不知桂枝最大的作用在于通心阳。

阳明与太阴相表里，阳明是胃和大肠，作为腔体，能收能放是

▶ 阳明足，全身运化有力；少阴足，心肾相交能力强，生命就旺健。

关键，都由阳明所主，你要想储存能量，首先要胃好、大肠好。阳明胃足了，吃得多了全靠太阴的运化；太阴肺气足了，大肠才能更好地运化。在治疗学上，比如阳明胃太盛，人就消谷善饥，太阴脾就得调适运化；阳明大肠燥火过盛，就会大便干燥，太阴肺就要清润以肃降。

少阳与厥阴相表里，少阳是三焦和胆，主气化；厥阴是心包和肝，主输布和代谢。没有气化、输布和代谢，生命就是僵死的、无活力的。少阳过度和不及，气化就过强或过弱。厥阴过度或不及，输布和代谢就过强或过弱。

其实，一切又都是人生的比喻。只收不放，只阖不开，就是贪；不知变通、枢转，就是傻。而贪和傻，又都是生命的过度与不及。就好比人的小气、拘谨，首先是身体气血的小气与拘谨。所以，别老问人的性情能改变吗，只要能改变气血，性情就能改变。

三阴三阳不过是在讲：一个阳的变化，一个阴的变化。太阳太阴居最外最里，其功能在于释放和吸收——"太阳之上，寒气制之"，就是用寒气来制约其释放，如果一直在释放，人一定是受不了的。晒太阳为什么好，就是在发挥体表太阳吸收的能力。任何事物，都是阴和阳的统一，绝不可单一。有皮必有毛，有毛必有皮。讲来讲去，中医就两个字——"阴阳"。

阳明藏的是什么能量？只要是阳，藏的都是无形之能量。有人说胃和大肠里面全是有形的东西啊，饭是食物，但把它气化了以后都是气和血，之所以称它们为阳明，就是要把自己的东西化成无形之能量。我们重视的是食物和便便，而阴阳，重视的是无形的气。

▶ 所以最终，生命以阴阳来体现，而不是由有形的事物来彰显。

"少阴藏有形之能量"，少阴是心和肾，心藏的是血，肾藏的是精。所以说少阴藏的是有形的能量，但最终，我们的生命还是要靠心血和肾精化成的君火和相火来支撑。所以最终，生命以阴阳来体现，而不是由有形的事物来彰显。

而所有的转变——有形到无形，无形到有形；阴到阳、阳到阴，统统由枢纽少阳和厥阴来完成。枢纽就是门轴，这边放那边收，这边收那边放，可何时收、何时放，谁来决定？枢纽。如果收还没收够，放了也不行。从来收与放，都应该是局，布置好了才行。

少阳和厥阴为枢纽，就主变换与转换。比如小肠营养过剩了，可是生命不会贪了又贪，于是就要枢纽来发挥作用了，少阳主将有形的事物转换为无形，厥阴主将无形的事物转换成有形。少阳三焦和胆是一股青春的能量，它们能化掉多余的东西，让我们这个腔子保持恒温。所谓枢纽，就是生命由少阳温熏着、调控着，大火和小火对生命都是种伤害。

为什么讲到最后，觉得这一篇至关重要了呢？因为三阴三阳没弄懂，就懂不了《伤寒论》。其实《伤寒论》里的所谓六经，不过就是六气：太阳—阳明—少阳—太阴—少阴—厥阴，其中，从阳到阴的转换是靠少阳来完成的，而从阴到阳的转换是靠厥阴来完成的，这就是少阳和厥阴同为枢纽的意义。如果病在厥阴，辨证准确的话，是可以通过服药直入太阳的，这也是厥阴证里的"当归四逆汤"和"桂枝汤"很相像的原因。"当归四逆汤"中的当归、通草、细辛、大枣等把重点放在厥阴的血虚寒凝上，但光补血、祛寒还不够，必须通阳而养阳才能持久，所以桂枝、白芍、炙甘草等已趋向太阳的药材，可以解决阳虚寒凝的问题。如此，全方位解决四肢厥逆的问题，人体便从厥逆之冰冷重新变得温暖如春。一说到辨证，很多人都知道病在厥阴的话，是病已深入，四肢厥逆冰冷通常也是人之将死的一个现象，但不知厥阴为枢纽，只要知道气机之转折，便有机会力挽狂澜，救人于危难。

这，就是开阖枢于生命的意义。

三阴三阳开阖枢这套系统非常了不起，在前面几篇反复地讲了阴阳后，突然给了我们一个新的思路，告诉我们阴阳如何定位、定向，以及如何用。

3.阴阳冲冲

"三经者，不得相失也，搏而勿沉，名曰一阴。"

这一句是总结三阴的，翻译过来就是：三阴之开阖枢，不得相失错乱。三阴相抟而不沉沦，实则是一阴罢了。

我们的身体是一团太和之气，分不出所谓阴阳。这有点像讲佛经，讲了半天，讲了好多概念，最后告诉你没有概念，没有阴阳。人体是什么？浑然一气耳，就是一气。一气的三种变化，就叫开、阖、枢。这一气，当它为开的状态时，阳经就是太阳，阴经就为太阴。这一气，当它聚集能量的时候，就为阳明，就为少阴。当它是枢纽的状态时，就是少阳和厥阴。三阳，搏（抟）而勿浮；三阴，搏（抟）而勿沉。把一个东西揉在一起叫"抟"，"抟"这个字特别妙，三阴三阳，都揉在一起，反复地揉，就像揉一个太极球一样。

一切概念都是勉强命名，虽然名可名非常名，但命名还是让我们的认知有些规律。比如这个图，可以让我们清晰地明确阴与阳的关系。《素问·六微旨大论》说："太阳之上，寒气治之，中见少阴；厥阴之上，风气治之，中见少阳；少阴之上，热气治之，中见太阳；太阴之上，湿气治之，中见阳明。"这句就在解释三阴三阳。"太阳之上，寒气治之，中见少阴"，要解决寒的问题一定要用少阴，因为少阴之上是热气，就是用热来对治寒。"太阴之上，湿气治之，中见阳明"，太阴就是湿气，而阳明的本气是燥气，所以燥气正好对治湿气。"少阴之上，热气治之，中见太阳"，这句是说用太阳之寒气对治少阴之热气。"厥阴之上，风气治之，中见少阳"，这句不仅说少阳之火对治厥阴之风气，而且认证了厥阴和少阳同为枢纽的关系。所以中医真的是步步设局，步步微妙。也就是说，生命本身已经匹配好了，三阴、三阳，有本性，又有制约本性的东西，一切匹配好了，人体就出现一个非常重要的功能，叫自救，叫自愈。为什么能够自救、自愈？因为身体本身就自带着药来的。太阳受寒是不是得发烧？受寒为什么会发烧？因为少阴热气开始起作用了，所以受寒发烧属于自救。如果一受寒就去打点滴，就等于寒上加寒，慢慢地，免疫力就破坏了。

为什么发烧难治，因为辨证不准确就很难治。发烧，到底用桂枝汤，还是麻黄汤，还是麻黄附子细辛汤，还是理中汤、四逆汤？全看我们如何用医理辨证。现在人认为发烧就是炎症，可如果按西医检测的结果来看，麻黄和桂枝都不消炎，为什么它们可以把烧给退了？桂枝汤治感冒发烧，可桂枝汤里没有麻黄，而麻黄汤里必须有桂枝，这是为什么呢？就是太阳受寒，光用麻黄揭盖子没用，还得有桂枝在里面通心阳，调和营卫，才能揭开盖子；否则，反复揭盖子，人也会虚掉。

除了麻黄,还有什么可以让我们的人体皮毛立马拿开？恐惧。人一恐惧，汗毛一下就直立了。这也是少阴肾与太阳皮毛的关系。比如有的男人会因为惊吓而导致阳痿。

在临床上，我曾治疗过一个每天傍晚 5 点准时发低烧的男孩，十多年哪里都治不好。其实傍晚 5 点发烧本身就不好，傍晚 5 点到 7 点是酉时肾经当令，发高烧，说明肾精还有劲，而低烧，就是肾精已经虚亏了。记得那孩子是个高中生，把过脉后，我就问孩子和家长：十多年前的傍晚时分，孩子受过一次大的惊吓，你们能想起来吗，比如车祸什么的？因为脉上显现有车祸脉和惊吓脉。他的家长大吃一惊，说确实发生过一次车祸，而且就在十年前，孩子就是从那时起开始病的，但没有人发现孩子的病与车祸有关，家长也没有想到这种关联。我说孩子的病跟惊吓有关，车祸只是其中的一个因素，应该还有其他的原因。为什么我这么说呢？因为孩子说完全不记得这场车祸。有些孩子生病的原因很奇葩——他们非常明白只有生病才能得到父母的关注，在这个孩子身上，我再次发现了这个问题。

家长依旧沉默着。我快速想了下，为了彻底治愈孩子的病，有些事就要像西方精神分析学那样，索性把旧账都挑明了才好。于是我说：车祸的发生，是因为你们俩在吵架吧？母亲当场就落泪了，父亲沉默不语。于是，一切都清晰了。原来这是一场车祸救了一个家庭的故事：夫妻吵架要离婚，小孩子也听明白了，对小孩而言，爸爸妈妈离婚的恐惧比车祸更吓人、更伤肾。于是，这场车祸把这个将要破碎的家重新凝聚在一起，孩子脑子朦胧，但身体是聪慧的，在潜意识里把车祸变成一种疾病，每天犯一回，每天傍晚低烧，以博取父母的关爱。最后我说，咱们这次把这件事说明白了，也就该把这件事结束了，孩子再吃点药，这事就彻底解决了。果然，孩子被彻底治愈了，而且，这孩子因为这次奇妙的治疗体验，彻底爱上了中医，他后来在美国的大学里，专门成立了一个中医学习小组。

中医治病原理，是人不病的时候一团太和之气，而人病了以后才可以见六气。天地先有六气，在人身上才分出中医最重要的理论三阴三阳，这也是为什么只有中医说三阴三阳，哲学家不说三阴三阳，而且也确实说不明白。

我现在有一种体会，光用世间的事说世间的事，有时还真说不明白，中国人太聪明了，所谓"黄老之治"就是一个黄帝一个老子，黄在先，老在后，黄帝把身体里的事全说清楚了，老子把灵魂那点事和身体那点事一块说了。在中国不懂《黄帝内经》的人绝对讲不了《道德经》，因为不通性命之理的话，真的不知道《道德经》在说什么。

最后一句："阴阳冲冲，积传为一周，气里形表而为相成也。"

"阴阳冲冲"，实则就是老子"冲气以为合"之意。阴阳之气相和，"积传为一周"，形成了一个太极球，形成了一个生命，"气里形表而为相成也"，气运于里，形立于表，这就是阴阳离合、表里相成的缘故。开篇告诉我们人体里有三阴三阳，最后一句告诉我们人体没有三阴三阳，所以此篇命名为《阴阳离合论》，先讲三阴三阳，叫"离"，最后又说是一气，叫"合"。

至此，第六篇告一段落。这一篇很累人，但反复琢磨后，人会收获良多。

阴阳别论篇

第七

脉象的基础是阴阳，疾病传变的基础是五行。

如果说《上古天真论》《四气调神大论》《阴阳应象大论》等在讲天道、地道，那么，《阴阳离合论》和《阴阳别论》则是人体之道，这个人体之道还是要与天地之道相应，不精熟阴阳与五行，就无法解决人的问题。

说来说去，终归是阴阳、五行、中庸这些"理"重要，把这些"道"和"理"都掌握了，天下的事儿，身体的事儿，都不是事儿。

接下来开始讲《素问》的第七篇《阴阳别论》。第七篇主要讲阴阳脉象，而且跟临床关系密切。其实第六篇和第七篇很费脑筋，几乎是天人之语，不细细揣摩，也许会错过许多。《阴阳别论》的"别"，是另外、特殊的意思。由于本篇所论脉之阴阳，侧重于其在三阴三阳病证诊断方面的意义，与他篇所说的阴阳含义有所不同，故名《阴阳别论》。正如明朝吴昆《黄帝内经素问吴注》云："此篇言阴阳与常论不同，自是一家议论，故曰别论。"

此篇中心是古人讨论"诊脉以辨别生死"，因年代久远，言语文辞深奥难懂。《移精变气论》里说："治之要极，无失色脉，用之不惑，治之大则。……得神者昌，失神者亡。""无失色脉"，就是说色（望诊）、脉（把脉）是治疗的要点和关键。

从这一篇开始，《黄帝内经·素问》开始涉及脉象、脉法。《素问》中涉及脉象、脉法的有《阴阳别论》《脉要精微论》《平人气象论》《玉机真藏论》《三部九候论》《通评虚实论》等。

望闻问切

望闻问切，叫中医四诊。"望而知之谓之神，闻而知之谓之圣，问而知之谓之工，切脉而知之谓之巧。"具体是指什么呢？

"望而知之谓之神"。望五色以知其病，属于四诊中最高境界，等将来咱们讲到《灵枢·经脉》时，大家可以学到一些望诊的基本常识，但若达到望神的境地，还需天分。

望，不是死盯着脸看，"望"这个字，本意是登在高处远观月亮，所以"望"，恰恰是远远地看一眼，就一切尽收眼底了，这人人性怎么样，会得什么病，是否歹毒，一望就望出来了，那满脸横肉的，你就要躲着他，不是他脸上肉横，而是他的心是横的。而所有心里的苦，也会飘忽在眼神中，瞒不过人。举例说吧，昨天有个女孩见我给人把脉，说出了病人的所有问题，一下子就对中医极为好奇，便求我说："那您看看我爸出过什么问题好吗？"我远远望了她爸一眼，说："你爸中过风呗。"大家都惊呆了，因为七年前她父亲确实中过风，但现在脸上已全然看不出了。"那原因呢？"女孩追问，"我爸中风的原因是什么？"我说："唉，你爸想得多，又内心孤独，被现实击垮了呗。"于是，女孩坚决要学这个神奇的中医。望诊，一句话，望色易，望神难。

"闻而知之谓之圣"。什么叫圣人？古文的圣字，有耳朵，圣人首先会听，圣人不是会说而是会听，就是听话听声、锣鼓听音，你说什么我一听就明白，你撒没撒谎，一听就清楚。比如有时候我听人说话，甚至能感觉到对方脑子里沟沟回回的停顿和拐弯，为对方那么处心积虑地撒谎感到痛苦。但中医的闻诊还不是听真话假话，而是闻其声而言其情。因为声音从五脏来，所以闻听其声则能辨其五脏之变。这属于二等功夫。

"问而知之谓之工"。工，在上古，是指掌握了天地秘密的人，所以两个"工"写在一起，就是"巫"字。两个工，一个是规，一个是矩，可以量天之圆，可以量地之方。既能守圆融之道，又能守方正之道的人，才可以称之为"巫"。而医道之"问而知之谓之工"的问诊，是指问所欲以知其病所起。比如病人诉说上半夜睡不好，你要知道此乃生发不足；病人若诉说下半夜睡不好，你当知晓此乃气机收敛不足等，能从问诊中得其病机、病理，算是三等功夫。

"切脉而知之谓之巧"。所谓"巧"，就是掌握了生命的机窍，可以从最细微处揭示你气血的秘密。切，就是指切脉，审虚实以知其病在何脏腑，辨三部九候而知病因、病灶，此乃四等功夫。有人说，把脉这么难，发明个把脉仪是不是就可以了呢？退一万步讲，就算把脉仪能把出病，能把出情吗？能超出人的感知力吗？能完成前三项吗？所以，还是不成。

"望而知之谓之神，闻而知之谓之圣，问而知之谓之工，切脉而知之谓之巧。"故而四诊又称"神圣工巧"。这四项功夫当中，"声合五音，色合五行，脉合阴阳。"前面说色、脉（望诊与把脉）是治疗的要点和关键，可见望诊与把脉是中医技巧中最难掌握的。闻诊要通音律，很少有医生通音律的，这个自然是大家的弱项。而问诊，不仅要精熟医理和辨证，还要人情练达，否则也问不到点上，比如扁鹊问虢太子的发病时间，就是个要点，从发病时间就可以判断气血阴阳的运行。但望诊须明气机，须用神，须用五行，所以有趣。切脉就更有意思了，不仅切脉要明阴阳，最关键的是切脉可以帮助前三项，可以更准确地判断，可以更精准地开方、开药、开剂量。所以我始终认为望诊与切脉是中医四诊中最神奇的两项。

《灵枢·邪气藏府病行》

《灵枢·邪气藏府病行》中，"余闻之，见其色，知其病，命曰明；按其脉，知其病，命曰神"，也是在说望诊和切脉的神奇，一个最神、一个最精，神有精的基础，精有神的灵性，看病、治病，就成了最艺术、最值得玩味的一件事。这大概就是习中医者永远不会以习医为苦，而觉得其乐无穷的原因吧！

在《邪气藏府病形》中，关于四诊，还有个解释，我们看一下。

"黄帝问于岐伯曰：余闻之，见其色，知其病，命曰明；按其脉，知其病，命曰神；问其病，知其处，命曰工。余愿闻见而知之，按而得之，问而极之，为之奈何？岐伯答曰：夫色脉与尺之相应也，如桴鼓影响之相应也，不得相失也，此亦本末根叶之出候也，故根死则叶枯矣。色脉形肉不得相失也，故知一则为工，知二则为神，知三则神且明矣。"

这段是说，黄帝问岐伯：我听说，望诊可以知其病，叫作明；按脉可以知其病，叫作神；问诊知道病之所在，叫作工。我想知道，闻而知之，切而知之，问而知之，这些是怎么做到的？岐伯回答：面色、切脉都是跟元气相应的，这种相应就如同敲鼓就有鼓声那般，不会出现差错。这也好像树木与枝叶的相应，树根若死了，叶子也就枯萎了。望诊、切脉这些都与气血相一致，因此，掌握其中一项技能的，就叫作医工，掌握其中两项的，就是神医了，掌握三项的，那就是神且明了。

"黄帝曰：愿卒闻之。岐伯答曰：色青者，其脉弦也；赤者，其脉钩也；黄者，其脉代也；白者，其脉毛；黑者，其脉石。见其色而不得其脉，反得其相胜之脉，则死矣；得其相生之脉，则病已矣。"

黄帝说：你快给我讲讲。岐伯说：色青者，属肝，当得肝脉之弦脉；即如果他脸有青色，脉也微弦，就死不了人，这叫表里如一。插一句话，我先前讲过星盘，如果一个人太阳星座在白羊座，月亮星座也在白羊座，那就是一竿子打到底的、最表里如一的人。性情如火，特别冲、特别急、特别燥，什么都藏不住。因为一藏着掖着他就得病，他藏不住才是对的，如果让他装好人，他也得得病。

色赤的人，当得夏脉之钩脉；色黄的人，当得脾脉之代脉；色白的人，当得秋脉之毛脉；色黑的人，当得冬脉之石脉，这是四季之脉与面色相应的正常反应。如果见到面色，却得不到相应的脉象，反而得到克他面色的脉象，比如脸色青，却得了秋之毛脉，那就要死人了。如果得到相生之脉，比如还是面色青，却得了冬之石脉，那就是病将痊愈的脉象。

用什么来判断还用不用吃药？用脉象。如果你现在面如春色，但是我把到了沉缓有力的脉，我就说可以不吃了。这个病已经去了，再让你吃几服也无非是为了巩固一下而已。

而这些，都是我们这一章要讲的问题，要讲脉，要讲病的传变，讲如何断生死，以及治病的方法。

一

脉法源自扁鹊

黄帝问曰：人有四经、十二从，何谓？岐伯对曰：四经应四时，十二从应十二月，十二月应十二脉。

接下来，我们进入原文。

先看黄帝的问题。"黄帝问曰：人有四经、十二从，何谓？"他说的经和从（纵），有点像我们说的经和纬，经是竖道，好比织布，拉过来的经线永恒不变，而动的是纬线，所以，经代表不变，纬代表变化。汉代有经书和纬书。经书，专门学永恒不变的道理，也就是经典。而纬书，专门讲变化之学，跟算命等有关。

这里提出的"人有四经、十二从"，岐伯回答得很清楚：这里的四经，指四时之脉，十二从，是指与十二个月相应的十二经脉。

1.扁鹊的《难经》

既然这一篇是讲脉的，咱们先要讲下中医脉法。中医经典应该有四套系统，一是医理，以《黄帝内经》为旨归。二是脉学，以《难经》为旨归。但《黄帝内经》中也有多篇涉及脉法，比如这篇《阴阳别论》。三是药学，以《神农本草经》为旨归。四是方剂，以伊尹《汤液》和《伤寒论》为旨归。伊尹《汤液》已杳然不见，但几年前有陶弘景之《辅形诀》研究，认为其中有多篇是《汤液》遗篇，日后咱们会讲到。

扁鹊《难经》的"难"，是质问、问难、责难之意。全书共八十一难，采用问答方式，探讨中医理论问题，内容包括脉诊、经络、脏腑、阴阳、病因、病机、营卫、腧穴、针刺、病证等方面。其中，一至二十二难，论脉；二十三至二十九难，论经络；三十至四十七难，论脏腑；四十八至六十一难，论病；六十二至六十八难，论腧穴；六十九至八十一难，论针法。书中首创独取寸口、寸关尺及"浮、中、沉"三部九候的切脉方法，其脉、证相参的辨证观，为中医脉学的发展做出了杰出贡献。

为什么从脉象可以知道人的内部病象呢？关于脉之形成，《难经》一难中说："人一呼脉行三寸，一吸脉行三寸，呼吸定息，脉行六寸。人一日一夜，凡一万三千五百息，脉行五十度，周于身。"

▶人，一呼一吸，为一息，脉走六寸。

也就是说，人，一呼一吸，为一息，脉走六寸。还记得先前我说的人出生时，脐带当剪六寸的说法吧，其原理也来源于此。人，一日一夜，统共一万三千五百息，脉行五十度，白天二十五度，夜晚二十五度，周于全身。这句是在说，人的这个脉，是持续不断的，是一呼一吸慢慢积累来的，中间运行的过程中，有一点差池，有一点混乱，后面就是恶性循环，就是病态，左右两手，脉有定位，于是，诊脉就可以判断病态在哪里。

在《史记·扁鹊仓公列传》里说："至今天下言脉者，由扁鹊也。"是说中国的脉法源自扁鹊。其实，想当年，这个问题困扰过我，因为在《扁鹊仓公列传》里，说扁鹊从他的师父那里得了个秘传，喝过某种药后，能"视见垣一方人"，也就是能透视了，"以此视病，尽见五藏症结"，即能看见人体的五脏六腑，因此他根本用不着把脉，所以原文说："特以诊脉为名耳"，翻译过来就是：只不过以诊脉为名罢了。有人会问：既然会透视，干吗要隐瞒自己有特异功能，而非得把脉啊？古人不像今人，有点本事都得藏着，若要满大街炫耀自己会透视，恐怕会被人认为是疯子给打死，因为他看得见而你看不见，当然会认为他是疯子或骗子！这呢，就是人性。所以啊，有本事不能炫耀，一炫耀就可能被骂。那扁鹊是不是装模作样把脉呢？后来我突然明白，那时把脉最准的人就应该是扁鹊了！因为只有他可以明确脉象与人体内部的相关性啊。我们现在脉法再高，也不会比扁鹊精准。比如，我对脉象最着迷的那两年，可以明白地画出病人的子宫肌瘤，左边有个大的，右边两个小的。病人惊叹说跟B超一样一样的，把我身边坐着的医学院的博导看得一愣一愣的，一个劲儿地疑惑，说这是把脉把出来的吗？说心里话，在此之前，我以为我会的他们全会呢，一看他们不会，便热心地手把手地教他们，最后他们还是把不出来，这时我才明白原来把脉是要有天赋的。可即便这样，若病人有皮肤病，我还是把不出来。所以，《扁鹊仓公列传》最后那句"至今天下言脉者，由扁鹊也"，说得一点没错，天下人的脉法，当属扁鹊最高。要学脉法，从扁鹊的《难经》入手，也应该是最快的。

中医的脉学，最初是三部脉：人迎、寸口、跌阳。人迎指颈动脉，寸口指两手桡动脉处，跌阳指脚背上的动脉。现在把这三部脉的人不多了。至《难经》时，扁鹊定下"独取寸口"，于是开始了寸口脉的时代。其实即便是寸口脉，现今也很少有人会把了，学校也没人教了。也不怨脉法失传，因为脉法真的需要灵性，从细微的脉动里探知病灶，甚至探知人生、人性，戛戛乎其难矣！

▶ 从细微的脉动里探知病灶，甚至探知人生、人性。

现在有人研究用仪器把脉，从某种意义上说，纵使找到与经脉的相关处，也不能由此而知人性、人生，所以，不如不去费那个功夫。我认为，技术再发达，也无法代替人与人相向而坐时那种最细微的感觉。人活这一生，不就是在跟人打交道时才有感觉，才有趣吗？机器，就算能看透一切，也看不透人心啊。

所以说做医生是顶顶难的，至少，医生的品质要有以下四点——儿女性情、英雄肝胆、神仙手眼、菩萨心肠。

什么叫"儿女性情"？儿女性情就是真和纯。小孩子是不会耍心眼的，他最突出的一个特点就是真和纯。而做医生也要真实纯粹。

有些老中医，医术并不见得高超，但他们有着纯真的性情，这对病人来说是很舒服的，所以也会很受欢迎，并且他们的性情也让他们可以活得很长久。

所谓"英雄肝胆"，是指作为医生，你要像英雄那样既有正气，也有杀气。正气，是人立身之本；而杀气，恰恰可以用来祛除病魔。

"神仙手眼"是什么意思呢？就是做医生要有灵性和悟性。其实任何学问都是研究人的，而人又是天地万物之间最复杂的一个系统，没有灵性，便不能直窥性命的根本。把书读好了，不见得能做一个好医生，因为好医生要有感悟力，要能分析人性、剖析人性、看透人性。

而"菩萨心肠"，就是一定要有对众生的慈悲之心。作为医生，光真诚是没有用的，医生还要救人利物，要有悲悯之心，用慈悲的心去化解人的病痛。同时，悲悯之心可以让人了悟，面对天命，人也有无能为力的时候，医生不是神，不可能永远与死神相争，有了对万事万物的悲悯，才有对生命真正的尊重与救赎。

2.为什么"独取寸口"？

先说下为什么扁鹊"独取寸口"吧。

《难经》之第一难，就是这个问题。"曰：十二经皆有动脉，独取寸口，以决五脏六腑死生吉凶之法，何谓也？然：寸口者，脉之大会，手太阴之脉动也。"

"十二经皆有动脉"，但为什么唯独寸口可以用来判断人之五脏六腑的"死生吉凶"？先说"死生吉凶"，死是经脉不通；生是恢复生机，气脉畅通。元气若没了，用再大的药量，也没用！吉，是病情在好转；凶，是病邪往里传。

再说寸口，"寸口者"，是所有经脉经气汇总的地方，也就是气血开大会的地方。具体在哪里呢？寸口指两手桡骨内侧桡动脉的诊脉部位，又称"气口"或"脉口"，张景岳在《类经·三卷藏象类·十一》中说："气口之义，其名有三：手太阴肺经脉也，肺主诸气，气之盛衰见于此，故曰气口；肺朝百脉，脉之大会聚于此，故曰脉口；脉出太渊，其长一寸九分，故曰寸口。是名虽三而实则一耳。"总之，寸口在手太阴肺经之脉从鱼际至高骨这个区域。

关于手太阴肺脉，第一，肺主一身之气。第二，肺朝百脉。第三，脉出太渊穴。《灵枢·经脉》以手太阴肺经为十二经脉之起始，曰："肺手太阴之脉，起于中焦，下络大肠，还循胃口，上膈属肺"。现在外面的经络图都说肺经起于云门、中府，这只是我们先前讲的浮支，肺经的起始点其实是在中焦，即"起于中焦"。这句话太重要了，不明此句就治不了肺病。今人一说中焦，就是脾胃，又错了。所谓上焦心肺、中焦脾胃、下焦肝肾，只是个方便、大概的说法，而真正的中焦，是脾、胃、大肠、小肠、三焦等，都参与到"中焦如沤"的工作中，于是这些都是肺的根，都跟肺脉有关联。

跟手太阴肺脉有关的还有什么呢？《素问·骨空论》里面讲："冲脉者，起于气街，并少阴之经，侠齐上行，至胸中而散。""至胸中而散"，指的也是心肺。还有《灵枢·经脉》："肾足少阴之脉，起于小指之下，邪走足心，……其支者，从肺出络心，注胸中。"这不仅是在说肺与肾（金生水）的相关性，而且也在说肾与"胸中大气"的关系。此外，"心主手厥阴心包络之脉，起于胸中""胆足少阳之脉，……以下胸中"。总之，肺朝百脉是说诸脉气皆汇聚在肺，所以，从肺脉（寸口）可以知诸脉之气，可以独取寸口作为判决死生吉凶的方法。

那《黄帝内经》当中有没有关于取寸口脉的理论呢？有。在《素问·经脉别论》有一个重要的段落："食气入胃，散精于肝，淫气于筋。食气入胃，浊气归心，淫精于脉。脉气流经，经气归于肺；肺朝百脉，输精于毛皮；毛脉合精，行气于府；府精神明，留于四藏，气归于权衡；权衡以平，气口成寸，以决死生。"这一段就在说为什么要取肺脉之寸口。

这段翻译过来就是：五谷入胃，其所气化的一部分精微输散到肝，再由肝的疏泄功能，将此精微之气滋养于筋。五谷入胃，其所气化的精微之气，注入于心，再由心将此精气滋养于血脉。脉气流行到十二经脉之中，再全部汇聚于肺，就叫"肺朝百脉"，肺气又把精气按阴阳分别输送到皮毛（阴就是皮，收敛功能；阳就是毛，输布功能），皮毛和经脉的精气汇合，又还流归入于气腑，腑是干什么的？是管消化吸收的。腑是中焦、中土，能化水谷精微，水谷精微积累多了就是精，精多则会出神明，所以说腑有精，神有明，精与明，周流于四脏（心肝肺肾）。《灵兰秘典论》里面说："肺者，相傅之官，治节出焉。"也就是说，肺专门负责权衡，阳邪盛就消损元气，阴邪盛就不利于吸收，肺，调和气血阴阳而达到平衡，这些都会表现在气口的脉搏变化上，所以说可以从气口的脉搏判断疾病的死生。

总之，"食气入胃"这段，和肺脉"起于中焦"是一个意思。一定都要从中土胃这儿开始说，人体后天之气即从此处起！阳邪过盛了，人就吃得多拉得多，吸收少，消谷善饥。胃寒，人就吃不下。是邪是正，是虚是实，都能从胃这儿体现。那为什么不把胃脉呢？因为胃脉不是人体气脉汇聚的地方。脾土生肺金，正邪之气的汇聚全都在肺，所以，归根到底，把脉把的是气脉。正邪之气全部"上输于肺"，再由肺，像宰相那样判断是阴是阳、是上是下，慢慢权衡调理，然后再输布出去。阴邪过盛它多输布点阳去化它；阳邪过盛它调动阴精来收纳它。这，就是肺的功能。

因为肺主一身之气，气上来和气下去都要走这个肺，所以，肺脉寸口就是一个枢纽，是气脉开会的地方。把脉的原理就是从脉象上辨别正邪，比如尺脉沉取细弦，什么意思呢？有肾寒，寒属于约束，脉就细、直、硬；但是阳气尚可的话，想要把不通处通开，就会使劲上顶，为弦。肺感觉到气脉的较劲，就会通过脉象告诉我们生命里面的问题。其实，把脉的奇妙在于，好比我们坐在屋子里听到警车的声音，我们就知道哪里有坏人了，我们不必非得看见警车，也

▶ 是邪是正，是虚是实，都能从胃这儿体现。

不必非得看见坏人，但一切都在发生，我们只需在脉象上细细揣摩，从蛛丝马迹上找到坏人，有坏人的地方一定有事、有动静，一定有正邪相争，而我们去帮助正气就是了。所以说，看到表象就知道内在——"未睹其疾，恶知其原？"没看见它的表现，怎么知道它的源头呢？人体没有邪气时，脉就是平的，就是沉缓有力。而人体气血有问题时，脉就会出现异象，就是病脉。

3.脉是"象"

关于脉学的书籍，大家可以看扁鹊的《难经》，晋代医家王叔和的《脉经》，李时珍的《濒湖脉学》，当然还有能把出人之富贵低贱的《太素脉》等，但这些大家还是别追求了吧，能把前三本书读出一二，已然了得。

其中，晋代医家王叔和的《脉经》，是对3世纪以前脉学的系统总结，摘录了《黄帝内经》《难经》《伤寒论》《金匮要略》及扁鹊、华佗等人的有关论说，对脉理、脉法进行阐述、分析，首次把脉象归纳为浮、芤、洪、滑、数、促、弦、紧、沉、伏、革、实、微、涩、细、软、弱、虚、散、缓、迟、结、代、动24种，对每种脉象的形象、指下感觉等作了具体的描述，并指出了一些相似脉象的区别，分8组进行了排列比较，最关键的是他初步肯定了寸、关、尺各部脉象所主病证及其治疗方案。比如左手寸部脉主心与小肠、关部脉主肝与胆，右手寸部脉主肺与大肠、关部脉主脾与胃，两手尺部主肾与膀胱等寸、关、尺三部脉的定位诊断，也就是现在常说的左手心、肝、肾，右手肺、脾、命（命门）。其中卷4医论8篇，凡举三部九候脉证与40余种杂病脉候，为后世中医脉学的发展奠定了重要的基础。

脉学之三部九候，所谓三部：寸、关、尺，九候：浮、中、沉，寸脉、关脉、尺脉各有浮、中、沉，所以共有九候，就像九宫格。

所谓尺寸者，脉之大要会也。先以腕处高骨定关脉，关至鱼际得寸脉，关至尺泽得尺脉。从关至尺是尺内，为阴之所治也，九分收藏，一分疏通；从关至鱼际是寸内，阳之所治也，九分运化，一分收敛。

更明确的说法，见李时珍所著《濒湖脉学》。

"初持脉时，令仰其掌，掌后高骨，是谓关上。

关前为阳，关后为阴，阳寸阴尺，先后推寻。"

	寸	关	尺
左	心（小肠 火）	肝（胆 木）	肾（膀胱 水）
右	肺（大肠 金）	脾（胃 土）	命（三焦 火）

大家先好好琢磨这张图，等到讲《素问·脉要精微论》时，我们还要细致地讲脉法。此处先讲《脉要精微论》一小节，领略一下脉法之美："是故持脉有道，虚静为保。春日浮，如鱼之游在波；夏日在肤，泛泛乎万物有余；秋日下肤，蛰虫将去；冬日在骨，蛰虫周密，君子居室。故曰：知内者按而纪之，知外者，终而始之。此六者，持脉之大法。"

此句翻译过来就是：诊脉是讲究道行的，以虚心静气为上。春天的脉象，浮而在外，好像鱼浮游于水波之上；夏天的脉象，在肌肤之上，洪大而浮，泛泛然充盈于指下，就像夏天万物生长有余的样子；秋天的脉象，处于皮肤之下，如同蛰虫将要伏藏；冬天的脉象，沉密在骨，如同冬眠之虫闭藏、君子深居简出。因此，要知道内脏的情况，可以按照脉象，一步一步推算；要知道外部经气的情况，可从经脉循行之终始推测。总之，春、夏、秋、冬、内、外这六个方面，乃是诊脉的大法。

其实学脉法的最佳方法是先听课，后跟诊，因为光学了脉法，还是不会治病，不知该开什么方子，只有跟诊后，才知道脉与证、与方子的相关性。为什么过去讲究学徒呢？学徒，就是天天跟着师父，学师父的品性和本事。师父就是不讲，你也要自己琢磨，而且天天跟着看病人，也能知道师父的对错。现在的学生太浮躁了，跟了三年就以为把师父的本领都学到了，出去混饭倒也可以，但要想独立于世，还差得远呢！

脉法之所以难学，在于它是个象的问题，对"象"的把握稍有差池，治疗上就会出方向性错误。所以，王叔和在《脉经·序》中说："脉理精微，其体难辨，弦紧浮芤，展转相类，在心易了，指下难明。谓沉为浮，则方治永乖；以缓为迟，则危殆立至。"此句是说，脉理精微，脉象难辨，弦脉、紧脉很相像，浮脉、芤脉也相类，心里明白了，指下却难分辨。如果把沉脉当成浮脉，那么治疗方案就彻底错了；如果把缓脉当作迟脉，那危险立刻呈现。

还记得《阴阳应象大论》中说的吧："善诊者，察色按脉，先别阴阳；审清浊，而知部分；视喘息，听声音，而知所苦；观权衡规矩，而知病所主；按尺寸，观浮沉滑涩，而知病所生，以治无过，以诊则不失矣！"即，善于治病的医生，看病人的面色，按病人的脉搏，首先要辨明阴阳。审察浮络的五色清浊，从而知道何经发病；看病人之喘息，听病人之音声，而知病人痛苦所在；观察四时脉象的不同，而知疾病生于哪一脏腑；诊察尺肤的滑涩和寸口的浮沉，从而知道疾病因何而生。如此，在治疗上，就可以没有过失。要想在诊断上没有错误，必须严守望闻问切四诊。

▶ 要想在诊断上没有错误，必须严守望闻问切四诊。

把脉就得见到人，不见到人，前三者再强，也会出差错。差不多不重要，差那一点儿，最重要。就那一点儿，决定品质，决定你对生命的认知。西医，也许你报上病名，就知道吃什么药了。中医不行，中医必须见到人，见到你眼光的游移，眉峰的颦蹙，听到你心音的踟蹰，摸到三部九候，才知生命纠结愁苦的端底。因此，网上问病、网上诊断，于医生、于病人都不太靠谱。所以说，中医，是有温度的人性化的关怀，是仁术也。

再比如同样是浮脉，若浮中有紧象，就属于伤寒；若浮中有虚象，就是伤暑；浮数，就是伤风；浮迟，就是伤湿，一毫之错，方向即错，如此，就是草菅人命，就是对人对己不负责任，更是对经典不负责任。

二

脉有阴阳

> 脉有阴阳，知阳者知阴，知阴者知阳。凡阳有五，五五二十五阳。所谓阴者，真藏也，见则为败，败必死也；所谓阳者，胃脘之阳也。别于阳者，知病处也；别于阴者，知死生之期。

咱们接着讲《阴阳别论》第二段。

这段翻译过来就是，脉有阴有阳，能了解什么是阳脉，就能知道什么是阴脉，能了解什么是阴脉，就能知道什么是阳脉。阳脉有五种，就是春微弦，夏微钩，长夏微缓，秋微毛，冬微石。你看，生命正常的状态都是"微"，而不能过强或过弱。五时各有五脏的阳脉，所以五时配合五脏，一脏各有五时的脉象，五脏则为二十五种阳脉。所谓阴脉，就是脉没有胃气，称为真脏（藏）脉，见到真脏脉，是胃气已经衰败的象征，败象已见，就可以断其必死。所谓阳脉，就是指有胃气的脉。能辨别阳脉，就可以知道病变的所在；辨别真脏脉的情况，就可以知道死亡的时期。

什么叫脉有阴阳？在这里，就还得讲讲李时珍的《濒湖脉学》，在书中，李时珍共列举了二十七种脉象，分别为：浮脉、沉脉、迟脉、数脉、滑脉、涩脉、虚脉、实脉、长脉、短脉、洪脉、微脉、紧脉、缓脉、芤脉、弦脉、革脉、牢脉、濡脉、弱脉、散脉、细脉、伏脉、动脉、促脉、结脉、代脉。每种脉象都附有歌诀解释。

1.浮、沉、迟、数是四纲

其中，浮、沉、迟、数为四纲，阴阳相配。也就是浮、数为阳脉，沉、迟为阴脉。先讲一下这四种脉象。

"浮者阳也，滑者阳也，长者阳也；沉者阴也，短者阴也，涩者阴也。"

什么是浮脉呢？《黄帝内经》说："春日浮，如鱼之游在波。"这个大家可以去看春日的池塘，鱼儿漂在水面上，有种失重的样子，仿佛按都按不下去。李时珍说："浮脉惟从肉上行，如循榆荚似毛轻。"就是说，一上手轻取就有，就好比摸到榆荚上的绒毛，甚至比羽毛还要轻。总之，浮脉，"举之有余，按之不足"，主表。若浮中有紧象，属于伤寒；浮虚，伤暑；浮数，伤风；浮迟，伤湿；浮而绵软如葱空，为失血。按部位说呢，"寸浮头痛眩生风，或有风痰聚在胸，关上土衰兼木旺，尺中溲便不流通。"就是说，如果寸脉浮，则有头痛目眩，或有风痰积聚在胸；如果关脉浮，则是风木克制了脾土；若尺脉浮，则是大小便不畅通。

沉脉，是重手按至筋骨乃得，主里，为阴脉。沉迟主痼冷，沉数主内热，沉滑主痰食，沉紧主冷痛；沉弦，有寒邪。沉紧，有瘀血。寸沉痰郁水停胸，即寸脉如果沉取有脉，则主痰郁，水停在胸，可用茯苓。

迟脉，一息三至，去来极慢，属于阳不胜阴。"有力而迟为冷痛，迟而无力定虚寒。寸迟必是上焦寒，关主中寒痛不堪。尺是肾虚腰脚重，溲便不禁疝牵丸。"就是说，寸脉有迟脉一定有上焦寒；关脉有迟脉主中焦有寒痛；尺脉出现迟脉则是肾虚腰脚重，而且有小肠疝气。另，浮迟主表寒，沉迟主里寒，迟而有力是积寒，迟而无力是虚寒。

数脉，一息常数六至，属于阴不胜阳。李时珍体状诗曰："数脉息间常六至，阴微阳盛必狂烦，浮沉表里分虚实，惟有儿童作吉看。"也就是只有小孩子脉数为正常。

以上是说脉有阴阳，但《阴阳别论》这一篇具体指的阳脉却另有说法：所谓阳脉，就是指有胃气的脉。我说过，经典有一个特点，就是不会让我们看不懂，这段没看懂，接着往下看一定就能看到对这段的解释。比如这一篇，最好跟《素问·玉机真藏论》对照着看，很多问题会找到答案。比如在《平人气象论》中，就对"真藏"及得不得胃气的脉，有专门的解释："所谓脉不得胃气者，肝不弦，肾不石也。"这是什么意思呢？

2.《素问·玉机真藏论》

《阴阳别论》所指的五种阳脉，当是春微弦，夏微钩，长夏微缓，秋微毛，冬微石。是说春脉当微弦，《玉机真藏论》的解释是：其气"耎弱轻虚而滑，端直以长，故曰弦"。夏脉当微钩（"其气来盛去衰，故曰钩"），长夏脉当微缓（《玉机真藏论》没有对长夏缓脉的解释，其实缓脉就指胃脉），秋脉当微毛（其气"轻虚以浮，来急去散，故曰浮"。此浮脉当指毛脉），冬脉当微石（"其气来，沉以搏，故曰营"。此营当指石，即像石头一样沉）。

在这里，我仅用《玉机真藏论》关于春脉弦的一段解释一下。其余的，我们会到讲那一篇时具体解释。

"黄帝问曰：春脉如弦，何如而弦？岐伯对曰：春脉者肝也，东方木也，万物之所以始生也，故其气来，软弱轻虚而滑，端直以长，故曰弦，反此者病。帝曰：何如而反？岐伯曰：其气来实而强，此谓太过，病在外；其气来不实而微，此谓不及，病在中。帝曰：春脉太过与不及，其病皆何如？岐伯曰：太过则令人善忘，忽忽眩冒而巅疾；其不及，则令人胸痛引背，下则两胁胠满。"

这段翻译过来就是：

黄帝问道：春时的脉象如弦，怎样才算弦？

岐伯回答：春脉主应肝藏，属东方之木。在这个季节里，万物刚刚开始生发，因此脉气来时，软弱轻虚而滑，端直而长，所以叫作弦，假如违反了这种现象，就是病脉。

黄帝道：怎样才称为反呢？

岐伯曰：其脉气来，应指实而有力，这叫作太过，主病在外；如脉来不实而微弱，这叫作不及，主病在里。

黄帝步步紧逼，问：春脉太过与不及，发生的病变会是什么样？

岐伯说：阳气生发太过，会使人记忆力衰退，精神恍惚，两目视物旋转，而发生巅顶疾病；其不及会使人胸部作痛，牵连背部，往下则两胁胀满。能辨别阳脉的太过与不及，就可以知道病变的所在。这就是：别于阳者，知病处也。

3.真脏脉

阳脉当指有胃气的脉，那么阴脉又指什么呢？原文说："所谓阴者，真藏也，见则为败，败必死也。"这就是"别于阴者，知死生之期"。所以，下面我们要讲一下真脏（藏）脉。

"别于阳者，知病处也"，如果你能辨别阳，你就能知道病变的所在。"别于阴者，知死生之期"，你能了解阴的问题，你就能知道病人的死期。这篇文章讲到后面真是有点口恶，总说你得了什么病后，多少多少天后会怎么死。《黄帝内经》中有几章，有人怀疑跟华佗有关系，因为华佗有一个特点，可以铁口断生死，也因此《后汉书》说"华佗为人性恶"。

所谓阴脉，就是脉没有胃气，只见本脏脉气的，称为真脏脉。见到真脏脉，是胃气已经败坏的象征，败象已见，就可以断其必死。也就是说，能辨别真脏脉的情况，就可以知道死亡的时期。

《素问·平人气象论》说："平人之常气禀于胃，胃者平人之常气也；人无胃气曰逆，逆者死。春胃微弦曰平，弦多胃少曰肝病，但弦无胃曰死。"这句是说：正常人的气秉受于胃气，胃气，是正常无病之人的常气。人无胃气，就叫作"逆"，逆则死。春脉有胃气且微弦，叫作平，如果弦脉明显而胃气少，就是有肝病，如果只有弦脉而无胃脉，就是死。可见，如果四季之脉没有胃气脉，都叫真脏脉，见真脏脉，就是死脉。那胃气脉什么样呢？

《玉机真藏论》说："脉弱以滑，是有胃气。"此句甚妙，不会把脉的人，一见脉柔柔弱弱的，便疑惑其人将死；一见脉腾腾有劲，便认为此人无病。此言差矣！上了激素的脉一定是特别有力，因为调了元气了，要死的人，脉象也会腾腾的，但一按里面就是空的，此乃虚阳外越，而平人脉象恰恰柔柔弱弱，轻轻一搭上去似有似无，才是胃气充满，哪有阳气全散掉的，所以浮取一定不太明显才是。这么说吧，三部九候脉，哪部脉尖锐突出，就说明在哪里正在邪正相争，而作战之地就是有病的地方。也就是哪部脉有劲，哪有病；没劲的那个脉，没病。正常的脉，一定占一个词：柔和，最好是宽大柔和。虚，不怕，虚，就好好养着，不是病。

为什么说中医就是一个保胃战呢？因为胃气一败，全身皆败，再怎么着也要把胃保护好，这就是中医和西医的一个很大的差别。消炎药伤胃，所以要慎用；寒凉的中药伤胃，也要慎用。为什么张仲景的经方好？就是因为他的方子基本都是温性的。服用后，不仅不影响食欲，还强壮身体。而艾灸中脘穴，也是保护脾胃的一个大法，先固摄好脾胃，然后再言其他，是中医治疗学里的首要。

现在很多人有胃溃疡，溃疡一定是血虚，而胃是生气生血之所，生气、生血的地方。血都虚了，可见胃气衰败得厉害。同时，胃主血，所以血癌、白血病等也都与脾胃相关。其实，只要有胃溃疡的人，一定有一个特点：常年不愉快、郁闷。就说夫妻冷战这事吧，我的原则是，只要你不想离婚你就别闹，只要你想离婚你就往死里闹。冷战、伤心了半天，最后两个人还和好了，争执因何而来的，也弄不清了，等于这场气白生。气，从无处来，到无处去，事没了，只留下一场气。因为这场气，有的女人还患上乳腺癌，真是不值。

人生，没有比了无情趣更伤人的了。当然，还有污染过度的食材、不良的饮食习惯，比如辛辣刺激等，胃，就像一口大锅，盛纳着百味，也盛纳着痛苦，于是，患胃癌的人越来越多，而且越来越年轻化，所以保持情绪的快乐才是养生的最好方法。所有的长寿之人之所以能活得那么长久，就是心态好，根本就不跟普通人一般见识。长寿之人不见得有钱，甚至可能都没钱治病，但心态绝对与常人不同。相比之下，我们活得太脆弱，别人一个眼神、一句话，就能让我们不舒服好久，甚至死的心都有。至于吗？！世上总有恶毒的人、狭隘的人、嫉妒的人，人干吗跟负能量较劲呢？！不知大家发现没有，所有的负能量大多鬼鬼祟祟，总是玩背地里的把戏，不太敢明目张胆，那你理他干吗呢？干吗非得把阴暗的东西挖出来折磨自己呢？好好行在光明地上，骄傲地活着，那些阴暗的东西不值得你有一丝一毫的回应！生命如此可贵甜美，岂容浪费？！

三

谨熟阴阳，无与众谋

三阳在头，三阴在手，所谓一也。别于阳者，知病忌时；别于阴者，知死生之期。谨熟阴阳，无与众谋。

　　所谓阴阳者，去者为阴，至者为阳；静者为阴，动者为阳；迟者为阴，数者为阳。

　　凡持真脉之藏脉者，肝至悬绝急，十八日死；心至悬绝，九日死；肺至悬绝，十二日死；肾至悬绝，七日死；脾至悬绝，四日死。

　　三阳在头，三阴在手，所谓一也。别于阳者，知病忌时；别于阴者，知死生之期。谨熟阴阳，无与众谋。

　　三阳经脉的诊察部位，在喉结两旁的人迎穴，三阴经脉的诊察部位，在鱼际之后的寸口。人体健康状态下，人迎与寸口的脉象是一致的。能够辨别属阳的胃脉，就可以知道时令气候和疾病的宜忌；辨别属阴的真脏脉，就可以知道病人的死生时期。临证时若能谨慎而熟练地辨别阴脉与阳脉，就能够自信应对，而不必与众人商议。

　　"三阳在头，三阴在手"，这里不是说经脉，而是在说人迎和寸口，人迎在颈，寸口在腕。实际上人就活一口气，所以"所谓一也"是说人体健康状态下，人迎与寸口的脉象是一致的，一切不过强为之名。

"别于阳者，知病忌时"，脉有胃气时，即使有病，也不怕，知道该如何躲避风险就成，比如有些时间段就是此病最危险的时候，知道此时如何处理就好了。

"别于阴者，知死生之期"，当发现没有胃气的真脏脉时，就要小心了，因为此时有可能出现性命危险。过去一般遇到"七怪脉"这样的脉象时，大夫一般不接诊、不开药，即便开药也不收钱，甚至送钱给病人。曾有一对老夫妇被儿女陪着，求我把一下吉祥脉，老爷子还可以，脉上没什么大问题，于是就只给老太太开了些药，但我并没有给老爷子开药。没想到老爷子知道这老理儿，一见我没给他开药，便疑惑我把到了怪脉，于是就召集儿女料理后事，吓得我赶紧请老爷子再来一下，好好解释了下。

"谨熟阴阳，无与众谋"，临证时如果能够精熟阴阳，人就可以独断专行，做事不用跟任何人商量，也就是明白阴阳了，人生就自由了。

这句话其实特别重要，我们内心犹疑与不安就是不自信，就是没有掌握阴阳这个要点，遇到事儿后便拿不定主意了。

我在南方曾看到一个病人，那个病人突然大脚趾不能动了，第二天第二个脚趾也开始刺痛。这是哪两条经脉？大脚趾不能动是脾经的问题，二脚趾不能动，其实是脾胃和肝的问题，肝木克脾土。病人去医院后，大夫给他开了一个药，进口药，很贵，一天一粒，但大夫的话把他吓住了，说，你吃这个药可以防止中风，但也许会得肿瘤或者癌。我们可以想象这个病人每天拿着这一粒药时的痛苦感受，不吃，会中风；吃，会得肿瘤……我们终于可以理解什么叫"抓狂"了。这样的病人，一定先要治疗他的焦虑，否则他已经全然无路可走了。其实，这就是西药的副作用。西药的副作用不是指毒性，而是指"按下葫芦起了瓢"，就像降血压药，只要心脏没劲了，血压自然就不高了，可是老让心脏没劲，心脏就衰败了，最后血压是降下来了，但是一定会得一个心脏病或者脑出血。所以，我们必须要考虑一个问题，治疗到底等不等于治愈？治疗和治愈一定是两个概念，所以治疗不等于治愈。什么叫治愈？太阳受风、受寒，少阴加劲给风邪、寒邪鼓荡出去，保证生命开阖枢的正常，才叫治愈。

1.再说阴阳

> 所谓阴阳者，去者为阴，至者为阳；静者为阴，动者为阳；
> 迟者为阴，数者为阳。

这段翻译过来就是：所说的阴阳，去者为阴，来者为阳；静者为阴，动者为阳；迟者为阴，数者为阳。

　　这里都在说脉象，寸、关、尺，浮、中、沉。"去者为阴，至者为阳"，是说从尺脉往寸脉走为阳，从寸脉往后走为阴，这是脉象，比如洪脉的描述，"洪脉来时拍拍然，去衰来盛似波澜"，就有个来去的问题，因为去衰来盛，所以为洪脉。

　　"静者为阴，动者为阳"，脉象沉静就为阴，脉象大动则为阳。"迟者为阴，数者为阳"，脉象迟缓为阴，脉数为阳。一般人认为，脉特别缓就说明生命没有力量，脉数就代表生命有力量，这样理解肯定有问题。脉数，其实是生命开始救急来了，比如发烧脉，就是数脉。李时珍说"数脉为阳热可知，只将君相火来医"。小孩子的脉本来就数，因为身体小，代谢快，一旦发烧就更数，这也是让家长担心的原因。

▶ 脉象沉静就为阴，脉象大动则为阳。

2.病传

> 凡持真脉之藏脉者，肝至悬绝急，十八日死；心至悬绝，九日死；肺至悬绝，十二日死；肾至悬绝，七日死；脾至悬绝，四日死。

　　这段翻译过来是：凡诊得无胃气的真脏脉，例如肝脉如一线孤悬，似断似绝，或者来得弦急而硬，十八日当死；心脉至孤悬断绝，九日当死；肺脉至孤悬断绝，十二日当死；肾脉至孤悬断绝，七日当死；脾脉至孤悬断绝，四日当死。

"凡持真脉之藏脉者"，只要把到胃气绝的真脏脉，就是要死的脉。但各脏之死期不同，比如"肝至悬绝急"，此句要这样看，"肝至悬绝，急"，即肝之真脏脉比心肾等多了一个"急"字，所以要用逗号断开，真脏脉都沾"悬绝"二字。肝脉悬绝，如一线孤悬，似断似绝；急，指肝脉弦急而硬，已有紧象，李时珍曰："弦来端直似丝弦，紧则如绳左右弹"，从弦到紧到硬，那就是把手放刀刃上的感觉了，即"肝绝之脉，循刀责责"，这比方打的，那种细紧硬，全出来了，如此危险，不能不令人心惊。

"十八日死"，为什么十八日死？这个死不一定就是死去，而是危险。这里面讲的是病的传变，到哪天危险这件事实际上也好算，按说，哪天得病人是不知道的，但从不舒服那天起，知道是心肝脾肺肾哪个脏象里的病，基本就能算出死期了。为什么呢？比如肝病怕秋天，因为金克木，看皇历见到庚辛日，也是金克木，这样的日子就危险。比如《素问·平人气象论》中说："肝见庚辛（庚辛为金，金克木）死，心见壬癸（壬癸为水，水克火）死，脾见甲乙（甲乙为木，木克土）死，肺见丙丁（丙丁为火，火熔金）死，肾见戊己（戊己为土，土克水）死，是谓真藏见皆死。"

还有一种病传的说法，《金匮要略》说："夫治未病者，见肝之病，知肝传脾，当先实脾……中工不晓其传，见肝之病，不解实脾，惟治肝也。"

肝病传脾，是指肝木克脾土，脾病传肾，是土克水，肾病传心，是水克火，心病传肺，是火熔金，肺病传肝，是金克木，肝病至金克木时，就危险了。

关于病的传变，《难经·五十三难》中有"七传者死，间脏者生，何谓也？"扁鹊回答："七传者，传其所胜也。间脏者，传其子也。何以言之？假令心病传肺，肺传肝，肝传脾，脾传肾，肾传心，一脏不再伤（一脏不可伤两次），故言七传者死也。间脏者，传其所生也。假令心病传脾，脾传肺，肺传肾，肾传肝，肝传心，是母子相传，竟而复始，如环无端，故曰生也。"

这段是说，所谓七传者死，是指相克病重，传其所胜，就是相克，同时举例说，假令心病传肺，这是火熔金；肺传肝，是金克木；肝传脾，是木克土；脾传肾，是土克水；肾传心，是水克火。所谓"一脏不再伤"，是说病犯一次重一次，好比中风偏瘫，第二次就会比第一次重，第三次犯病，就基本无救了。但这只是五传啊，所谓七传，历史基本无解，也许是指五传至再伤之时，虽没有加重，但后面的日子都不好过了，比如再传至心病时，心火熔肺金，又耗一层，至金克木，肝木又不能生心火，于是又衰弱一层，至木克土，心火生脾土，本来就虚，不仅无力生脾土，而且又是一次大耗，至此，已全然无力，不死也残了。

所谓"间脏者，传其子也"，是指相生病轻。又举例说："假令心病传脾，脾传肺，肺传肾，肾传肝，肝传心，是母子相传，竟而复始，如环无端，故曰生也。"这里虽说是在说疾病之表现，但治法也在其中。《难经正义》说：

"病有虚邪者，如心脏属火，其病邪从肝木传来，木生火，……邪挟生气而来，虽进而易退。"

《阴阳别论》篇曰："心至悬绝，九日死；肺至悬绝，十二日死；肾至悬绝，七日死；脾至悬绝，四日死。"不能把这些看成准确的日子，只是脉至悬绝时，可能出现的危机。记住其中的规律才是最重要的——心死于冬，脾死于春，肝死于秋，肺死于夏，肾死于季夏。懂得了道理，生活中就会用了，比如逢冬、逢寒，要爱护心；逢春、逢风，要小心脾；逢夏、逢热，要养护肺；逢秋，要爱护肝；逢长夏、逢湿，要养护肾。

3.《灵枢·病传》

关于病传的问题，《灵枢》有专篇叫《病传》，写得很详细，我们不妨专门讲一下。

"黄帝曰：余受九针于夫子，而私览于诸方，或有导引行气、乔摩、灸、熨、刺、焫、饮药之一者，可独守耶，将尽行之乎？岐伯曰：诸方者，众人之方也，非一人之所尽行也。黄帝曰：此乃所谓守一勿失，万物毕者也。今余已闻阴阳之要，虚实之理，倾移之过，可治之属，顾闻病之变化，淫传绝败而不可治者，可得闻乎？岐伯曰：要乎哉问。道，昭乎其如日醒，窘乎其如夜瞑，能被而服之，神与俱成，毕将服之，神自得之，生神之理，可著于竹帛，不可传于子孙。"

开篇黄帝说：我从先生这里学习了九针的知识，自己又私下阅读了一些方书，其中有导引行气、按摩、灸法、熨法、针刺、火针及服药等疗法，在应用时，是只采用其中的一种疗法呢，还是同时采用多种疗法呢？你看，黄帝简直就是替大家问问题呢！我们看岐伯怎么回答吧。岐伯说：方书上所谈到的各种疗法，是为治疗不同人的不同疾病的，不必专门用于一个病人身上。

黄帝接下来的回答很重要：此乃所谓守一勿失，万物毕者也。这句话对我们每一个学习的人都十分有意义，即守住一个总原则不丢失，就能解决各种复杂的问题。这个总原则是什么呢？黄帝接着说：如今我已经懂得了阴阳的要点，虚实的理论，太过与不及之理，以及治愈疾病的各种方法。我希望进一步了解疾病的传变，以及病体败绝而不易救治的道理，您能告诉我吗？岐伯说：这个问题提到要点上啦！所谓医道啊，明白了，它就像白天一样清醒；不明白，就像夜晚那样糊涂。如果能得到医道并且去践行，就会出神入化；全部都能掌握的话，就犹如神助。"生神之理，可著于竹帛，不可传于子孙"这句，是说这种出神入化、得心应手的得道的领悟，可以写在竹帛上传于后世，却无法传给自己的子孙。

这段写得多形象啊，写出了读书学习，每每有得道的欢喜时，却发现只是自身的愉悦与升华，家人、朋友虽然可以得到你的分享和照顾，但得不到你自身的那种经脉欢畅的大愉悦、大快乐。这大概就是自我学习的意义吧！这世上，没有谁可以把他五百年的功力传给谁，唯有自己学、自己习，自己长自己的功力、本事，其功力、本事，子孙尚不能传，况他人乎？！

"黄帝曰：何谓日醒？岐伯曰：明于阴阳，如惑之解，如醉之醒。黄帝曰：何谓夜瞑？岐伯曰：瘖乎其无声，漠乎其无形，折毛发理，正气横倾，淫邪泮衍，血脉传溜，大气入藏，腹痛下淫，可以致死，不可以致生。"

黄帝问：什么是日醒？岐伯说：明白了阴阳，就好像迷惑的难题得到明确的解答，又像醉酒后的清醒。黄帝又问：什么是夜瞑？岐伯说：病邪在人体内部，既没有声音，也没有形象，就像在黑夜中又闭上了眼睛，什么都看不见，生命不知不觉中出现了毛发毁折、腠理开泄多汗、正气大伤，而邪气弥漫这些现象，这些经过血脉传到内脏，就会引起腹痛，脏腑功能逆乱，如此便有可能致死，而不能救治了。

"黄帝曰：大气入藏奈何？岐伯曰：病先发于心，一日而之肺，三日而之肝，五日而之脾，三日不已，死，冬夜半，夏日中。"

最后一段，黄帝又问：邪气侵入内脏后，会发生什么样的病变？

从这开始，岐伯详细地解读病的传变。

邪气入脏，若疾病先发生在心，过一天就会传到肺（"一日而之肺"的"之"，是到达的意思），三天就会传到肝，五天就会传到脾。"三日不已"的"已"，是病愈的意思，是说如再过三天不愈，就会死亡。这大概就是《阴阳别论》里所言"心至悬绝，九日死"的意思吧。具体死的时间是：冬天死于半夜,夏天死于中午。为何冬天死于半夜呢?心病,为火,冬天为寒水,死于冬,好理解,是水克火。《灵枢·顺气一日分为四时》说"夜半为冬""夜半人气入藏,邪气独居于身,故甚也。"所以,依旧是水克火。兼之夜半为胆经当令,记得先前咱们讲过"胆心综合征"吧?胆囊疾病经常可能诱发心肌缺血、心绞痛和心肌梗死。而心病发作容易卒于"夏日中",则是夏日为火,日中亦为心经当令,过用则危,所以这时也是心病的危险期。

"病先发于肺,三日而之肝,一日而之脾,五日而之胃,十日不已,死,冬日入,夏日出。"

若疾病先发生在肺,过三天就传到肝,一天就传到脾,五天就传到胃,如再过十天不愈,就会死亡。冬天死在日落的时候,日落为酉时,肾经当令,肺金为肾水之母,肺病死在日落之时,是子夺母命;夏天死在日出的时候,日出为卯时,为大肠经当令之时,而肺与大肠相表里,大肠经气一动,也夺肺气。

"病先发于肝,三日而之脾,五日而之胃,三日而之肾,三日不已,死,冬日入,夏蚤食。"

若疾病先发生在肝,过三天就传到脾,五天就传到胃,再三天就传到肾,如再过三天不愈,就会死亡。冬天死在日落的时候,冬天日落之时是肾精最为闭藏之时,肾水不能生肝木,故肝绝。夏天死在吃早餐的时候,夏日为火,正是消耗肝木之时。古代一日两食,蚤食即上午这顿饭,晏食指下午那顿饭，《淮南子·天文训》曰："（日）至于曾泉，是谓蚤食。至于桑野，是谓晏食。"即，太阳照到曾泉时，吃早饭；太阳照到桑野时，吃晚饭。早饭一般在上午八九点，胃经、脾经当令，肝木绝，而得脾反侮肝木，因此这时也是肝病的危险期。

"病先发于脾，一日而之胃，二日而之肾，三日而之膂膀胱，十日不已，死，冬人定，夏晏食。"

这段翻译过来就是：若疾病先发生在脾，过一天就传到胃，两天就传到肾，三天就传到脊背和膀胱。现在也认为腰背疼痛与胰腺有关。如再过十天不愈，就会死亡。冬天死在夜晚，人定，指人们刚入睡、三焦当令的时候；夏天死在下午四五点钟膀胱经当令的时候。

"病先发于胃，五日而之肾，三日而之膂膀胱，五日而上之心，二日不已，死，冬夜半，夏日昳。"

这段翻译过来就是：若疾病先发生在胃，过五天就传到肾，三天就传到脊背和膀胱，五天就上传到心，如再过两天不愈，就会死亡。冬天死在夜半，夜半是胆经当令。夏天死在午后小肠经当令的时候，说来说去，胃病最终都死于心脏的问题。

"病先发于肾，三日而之膂膀胱，三日而上之心，三日而之小肠，三日不已，死，冬大晨，夏晏晡。"

这段翻译过来就是：若疾病先发生在肾，过三天就传到脊背和膀胱，三天就上传到心，三天就传到小肠，如再过三天不愈，就会死亡。冬天死在天亮的时候，属于肺金不生肾水；夏天死在下午四五点钟膀胱经当令的时候，这是肾与膀胱相表里。

"病先发于膀胱，五日而之肾，一日而之小肠，一日而之心，二日不已，死，冬鸡鸣，夏下晡。"

这段翻译过来就是：若疾病首先发生在膀胱，过五天就传到肾，一天就传到小肠，一天就传到心，如再过两天不愈，就会死亡，冬天死在鸡鸣、肝经当令的时候，夏天死在下午四五点钟膀胱经当令的时候。

"诸病以次相传，如是者，皆有死期，不可刺也；间一藏及二三四藏者，乃可刺也。"

"不可刺也"，一般翻译成不可用针刺，其实此处的"刺"字，当翻译成治疗，所以此处应翻译成：上述各病之传变依照相克的次序相传，这样就都有一定的死亡时间，这种情况就不好治疗了；如果疾病传变次序是间隔一脏相传的，或传至第二、三、四脏的，就可以治疗。

（四）

——

十二地支

1.十二时辰

这里得讲一下十二时辰的问题。十二时辰制，西周时就已使用。汉代将十二时辰命名为夜半、鸡鸣、平旦、日出、食时、隅中、日中、日昳、晡时、日入、黄昏、人定。一个时辰为两小时，又分别用十二地支来表示，再与十二经脉对应，就是夜半二十三点至次日一点为子时，为夜半，胆经当令。一点至三点为丑时，为鸡鸣，肝经当令。三点至五点为寅时，为平旦，肺经当令。依次递推，如下表。

夜半	鸡鸣	平旦	日出	食时	隅中
子（胆）	丑（肝）	寅（肺）	卯（大肠）	辰（胃）	巳（脾）
日中	日昳	晡时	日入	黄昏	人定
午（心）	未（小肠）	申（膀胱）	酉（肾）	戌（心包）	亥（三焦）

如果说夜半、黄昏、人定等是中国人对一天时光的诗意表达，那么子丑寅卯十二地支则是以地球生物来描述时辰，而十二经脉则是对一天之气变化的表达。这里面的核心是要先看懂十二地支。

十二地支以"子"开头，"子"字是个婴儿的大头像，这是胎儿从母腹里出来的第一印象，先出头。又代表十一月，阳气动，万物滋生。子部字有：孕；文字的"字"；乳，指在房子里哺育小孩；孤，无父也；季，少子；孟，长也。古代有"子时一阳生"的说法，而用胆气对应之，胆气此时虽弱，却是生命的生机。

"丑"字，正是小婴儿四指握住大拇指的"握固"象，而能握固，是肝气足的象，所以丑时对应肝气。有人会问，古人是如何产生这种体悟和联想的？《黄帝内经》第一篇就讲"真人""至人"等，就是要告诉我们是这些人的体悟发现了生命的奥秘吧。丑月又意味着深冬，代表十二月，像手连缀其三指之形，表述想要做事而寒气凛冽使人无法作为。即天冷，手也要攥着，也似握固。先前我说过，去医院、去墓地这些阴邪重的地方，最好握固，可使魂魄不散。

"寅"这个字，有人考证过，像是两手在接引婴儿降落。寅时，夜里3点到5点，肺经当令，《黄帝内经》说要把平旦脉，就是把这个时辰的脉，因为肺朝百脉，此时把脉，气机平稳安定，当是人体脉象最真实的时候。寅月呢，又是正月，也是农业文明一年里真正的开始。

"卯"这个字，从字形上看，是分开，其实就是一个孩子跟母亲彻底分开。卯时也叫日出，天地也就此有分开之象。对应人体，5点到7点之间是人体大肠经最活跃的时候，这时候大便对人的身体最好，因为天时都在帮你。

"辰"字，震也。脐带有脉搏跳动，所以又代表切割脐带。脐带一断，小生命就脱离了母体，开始了自己的人生。辰时又叫食时，吃早饭的时候。对应的脏器是胃。

"巳"字，襁褓之形，又有祭祀之意。好比孩子的满月或百天，有敬神活动。此时阳气已出，阴气已藏，万物见，成文章。巳时对应9点到11点，又叫隅中。太阳偏到墙角了，还没有到正时，对应人体是脾经当令。如果心脏病发生在此时，属于"子盗母气"，心火生脾土，脾土有问题，就会向母亲心火要气血，心火不足，则出现危险。

"午"，牾也。五月，阴气午逆阳，冒地而出。《史记·律书》："午者，阴阳交"。古代的"五"写作Ⅹ，即阴阳交通忤逆之意，正午，也是阴阳忤逆之时。午，在人体，对应为神阙，指脐带脱落。午时是正时，又叫日中，对应心经。一般来说，心脏病的发作时间很重要。寅时发病，就是肺心衰竭；巳时发作是子盗母气；午时发作是火上加火，是本经病；未时发作是心与小肠相表里；酉时发作是心肾分离……

"未"，味也。六月，多滋味也。既像树木枝叶茂盛，又似婴儿手舞足蹈。此时又称日昳，指13点到15点，小肠经当令，这期间如果出现胸闷、心慌、气短等症状，都是心脏病的前兆。

"申"，神也（闪电）。又指七月。此时阴气成体，所以指孩子长大。也称晡时，是晚饭时间。15点到17点，膀胱经当令，此时晚饭可得太阳经气之化。

"酉"字，就像个大酒罐，所以有成就意，也有"老"意。为阴历八月。酉为秋门，万物已入。17点到19点是肾经当令，又称日入，宜休息，不宜劳作。有人会问：这个相当于人的什么时候啊？就是老的时候啊。你看，描述从人出生到孩童时期，人们用了从子到申九个地支，其中，最让人惊奇的是出生阶段，而到了"酉"时，人一下子就老了。可见中间那漫长的阶段就是苦，说也没的可说。

"戌时"又叫黄昏，此时阳气微，阳下入地也，应九月，也有灭亡的意思。19点到21点在人体应心包经，是说这时该好好自娱自乐了，所以是"喜乐出焉"。

"亥"字，有"核"的意思。字形上从二，一阴一阳，一男，一女，像男女合抱怀子之形，生命又开始进入重新孕育的状态。此时21点到23点叫人定，对应人体三焦，人定，则三焦通畅，三焦通畅，则生命得以延续。

由此可见，十二地支所描述的就是人出生—长大—变老—死亡—重生的一个过程。在中国文化里，一切都有生命的底子在里面，生老病死，就是生命的常态。尊重这种常态，就能努力地活在当下。

2.十二属相

其实，上图还有几项可以加上去，比如属相，比如五行，我们就可以明白更多的事。

夜半	鸡鸣	平旦	日出	食时	隅中
子鼠（胆）	丑牛（肝）	寅虎（肺）	卯兔（大肠）	辰龙（胃）	巳蛇（脾）
水	土	木	木	土	火
日中	日昳	晡时	日入	黄昏	人定
午马（心）	未羊（小肠）	申猴（膀胱）	酉鸡（肾）	戌狗（心包）	亥猪（三焦）
火	土	金	金	土	水

是中国人就有属相，为什么属相是按地支编排呢？因为天干动而不息，而地支静而有常。天干为气，地支为根。所以，我们每个人都要守住这个根。

第二个问题，中国为什么选择这十二种动物作为属相呢？十二时辰与这些动物的相关性是什么呢？十二经脉与这些动物的关联性又是什么呢？其实，这些都是中国文化里很深的东西，同时又是很生活化的东西。

咱们先讲一下十二时辰与这些动物的相关性吧，其实，这些源于对动物习性的观察。

宋代著名理学家朱熹认为，夜晚 11 点到次日凌晨 1 点是子时，此时夜半黑天，混沌一片，鼠，时近夜半之际出来活动，将天地间的混沌状态咬出缝隙，"鼠咬天开"，所以子属鼠。天开之后，接着要辟地，凌晨 1 点到 3 点，是丑时，"地辟于丑"，牛反刍，耕田，该是辟地之物，所以丑属牛。3 点到 5 点是寅时，是人出生之时，有生必有死，置人于死地莫过于猛虎，寅，又有敬畏之义，所以寅属虎。5 点到 7 点，为卯时，为日出之象，太阳本应离卦，离卦象火，内中所含阴爻，为太阴即月亮之精玉兔，这时太阳尚未升起，月亮还挂在天上，此时玉兔捣药正忙，于是卯便属兔了。上午7点到9点，为辰时，辰，三月的卦象，此时正值群龙行雨的时节，辰自然就属龙了。9点到11点，为巳时，四月的卦象，值此之时，春草茂盛，正是蛇的好日子，另外，巳时为上午，这时候蛇正归洞，因此，巳属蛇。11点到13点，阳气正盛，为午时，阳气达到极端，阴气正在萌生。马这种动物，驰骋奔跑，四蹄腾空，但又不时踏地。腾空为阳，踏地为阴，马在阴阳之间跃进，所以成了午的属相。13点到15点，是未时，羊，午后吃草为最佳时辰，容易上膘，此时为未时，故未属羊。15点到17点，为申时，是日近西山猿猴啼的时辰，并且猴子喜欢在此时仲臂跳跃，故而猴配申。17点到19点，为酉时，夜幕降临，鸡开始归窝。酉为月亮出现之时，月亮属水，应着坎卦。坎卦，其上下阴爻，而中间的阳爻代表太阳金乌之精。因此，酉属鸡。19点到21点，为戌时，狗开始守夜，故戌属狗。21点到23点，为亥时，天地间又是混沌一片的状态，如同果实包裹着果核那样，夜笼罩着世间万物。此时万籁俱寂，猪正在鼾睡，况且猪是只知道吃、浑浑噩噩的生物，故此猪成了亥的属相。

关于十二生肖，1975年，在湖北云梦县睡虎地十一号墓出土的竹简，证明十二生肖在春秋前后已存在。出土竹简的《日书》甲种有一章标题为"盗者"，其内容为占卜盗者相貌特征，其中记载："子，鼠也，盗者兑口希须，……丑，牛也，盗者大鼻长颈，……寅，虎也，盗者状，希须，面有黑焉。卯，兔也，盗者大面头。辰，〔原文脱漏〕盗者男子，青赤色，……巳，虫也，盗者长而黑蛇目。午，鹿也，盗者长颈小䏿，其身不全。……未，马也，盗者长须耳。申，环也，盗者圆面……"

　　和今天流行的十二生肖说法完全一致的是东汉王充的记载，王充《论衡·物势》载："寅，木也，其禽虎也；戌，土也，其禽犬也。……午，马也。子，鼠也。酉，鸡也。卯，兔也。……亥，豕也。未，羊也。丑，牛也。……巳，蛇也。申，猴也。"以上文字中，十二生肖动物谈到了十一种，唯独缺了辰龙。该书《言毒篇》说："辰为龙，巳为蛇。辰、巳之位在东南。"如此，十二生肖便齐了，且与现今流行的十二生肖配属完全相同，这的确算是古代文献中关于生肖的较早的最完备的记载。

　　咱们重点讲一下经脉与生肖属性的相关性吧。先说"六冲"。

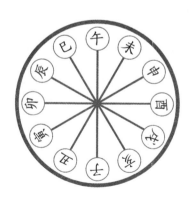

大家看这张图，上下正好是两两对冲，号称六冲，其实大家仔细观察，所谓对冲，就是一个地盘的问题，比如子午相冲，虽然子时是夜里11点到次日1点，午时是白天11点到1点，时间有黑白之分别，但地盘相同，所以形成有我没你、有你没我的相冲架势，也就是从属相上，鼠与马对冲，这在经脉表现上更有趣：子时为少阳胆，阳气缓慢生发，像鼠，鼠虽小，但鼠行天下；午时为少阴心，强烈输布，像马，性子刚烈，火气颇大。

丑未相冲，也就是牛羊对冲，而丑时为厥阴肝，属生发；未时为太阳小肠，属收敛。

寅申相冲，也就是虎猴相冲，寅时为太阴肺，主降全身之气；申时为太阳膀胱，主护卫全身之气。

卯酉相冲，也就是兔鸡相冲。卯时为阳明大肠，主宣散；酉时为少阴肾，主藏。

辰戌相冲，就是龙狗相冲。六冲中不是所有的"冲"都不好，比如这两个，五行上都属土，土有一个特性——黏滞不动，所以逢冲才动，由此，它们是一对互助的力量。土为库，库里藏了很多好东西，这就好比属龙的和属狗的都挺有才气或财富，但只有逢冲时，财富和才气才能冲出来、显现出来。对应经脉呢，辰时为阳明胃，主进；戌时为厥阴心包，主出。

巳亥相冲，就是蛇猪相冲。巳时为太阴脾，主运化全身；亥时为少阳三焦，主营养全身。

不知大家看懂了没有，属相在人，逢冲就是冲撞拧巴，可在生命身体里，一切都那么阴阳协调，互利互助。

中国人为什么总结出这些东西呢？因为，人对自己的命运有永久的好奇，中国人试图用各种方式来探究或改变自己的命运，这就是中国人探究八字、名字、属相、风水、易经占卜等的原因。比如名字，名者命也，所以赐子千金，不如教子一艺；教子一艺，不如赐子好名。

孔子云："不知命，无以为君子也。"人是最复杂的系统，不可以简单。命是先天，运是后天，是道路。好比奔驰车走山路，叫有命无运；而拖拉机走山路，就是命得其运。所以，命理、中医都不可能简单。千百年来，人们用这些指导生活，必有其合理性，一概认为是迷信，也是不尊重生活。对于这些，我们既要有西方的科学精神，又要有东方的人文关怀。属相及其民俗已经是我们生活的一部分，尊重情感也是科学精神。

在生肖系统里，还有个"六害"。现在年轻人也不爱结婚了，怕婚姻把自己的财富和自由都瓦解了。如果说"六冲"是天命里的东西，那"六害"更注重性格冲突，在工作中有性格冲突无所谓，但在婚姻中冲突太过，就难以为继了。古代，人们认为婚姻的稳定是家国大事，不可随意和马虎，所以古代婚前必须合婚，既然民间关于属

▶ 命是先天，
运是后天，
是道路。

相有合、刑、冲等说法，那么就"唯合是从，唯克是禁"，即尽可能地"合"而不要有太多冲突。婚姻是要长久的，所以要以合为要点。一般说来，合则成，成则久，但还要看具体情况而定，因为还有些人真是"不是冤家不聚头"。命里该有的，终归躲不过。生意呢，就是人走茶凉。而婚姻，则最好在性格、价值观、人生观等方面相合才好，才能稳定和长远。

害，彼此损害的意思。十二地支两两相害，一般指性格冲突。

子未相害：俗语说，子鼠见羊万年愁。老鼠活跃，对应胆，胆虽然为少阳，但生发力旺，就像老鼠，生存能力极强；羊倔强，古书说"狠如羊"是说羊有狠劲，无所不用其极，连草根都要啃光。未时对应人体小肠，小肠吸收全身营养，主收敛。其实，所谓性格不同的根底在于价值观的不同，肉身讲究各守其位，所以胆与小肠并无冲突，反而胆的生发之机，会有利于小肠的吸收。可做人就不同了，一个大手大脚，一个缩手缩脚；一个虚荣心强、死要面子，一个绝不给面子，若还是夫妻，自然矛盾冲突。

丑午相害：俗语说，不叫白马见青牛。马，性子烈；牛，性子沉稳。所以老子骑青牛西行，就有讲究了。烈性则易折，韧性则长久，就是马与牛的根本不同。马对应心，牛对应肝，前者快速生发，后者缓慢生发。这些，在身体里都是对的，在生活中就难免互相嫌弃。

寅巳相害：俗语说，蛇见猛虎如刀锉。就是属蛇的和属虎的不能在一起，一个至阴，一个至阳，难免相爱相杀。在身体上呢，蛇对应脾，主运化；

虎对应肺，主肃降。二者同属于太阴。

卯辰相害：俗语说，兔子见龙不长久。兔子精明，龙大气。在身体上呢，卯兔对应大肠，主宣；辰龙对应胃，主合。所以兔子与龙不是不能相配，而是看能不能配合好。

申亥相害：俗语说，猪见婴猴泪长流。猪懒，猴好动。两者相配好比猪八戒和孙悟空，一路打，一路合。在身体上呢，亥猪对应三焦，水道出焉；申猴对应膀胱，主气化。

酉戌相害：俗语说，酉鸡不与犬相见，见了就是鸡飞狗跳。鸡稳定，狗警觉焦虑。在身体上，酉鸡对应肾，主藏；戌狗对应心包，主出。

这些命理并没有科学的依据。其实，相信命理之说，从心理学角度说，是人们无意识中形成的一种心理防卫机制，即"合理化"。当自己对事情无能为力的时候，人会陷于一种无助感之中。为了摆脱这种令人不安的、有威胁感的状况，人就会找出不可抗拒的理由来解释这一切。

中国属相里的六冲和六害，指出了婚姻和日常生活中要尽量避免的地方。这叫"避凶"，那有没有"趋吉"的属相呢？有啊，就是"三合"与"六合"。

再讲一个三合吧。中国古代讲究合婚，因为婚姻是要长久的，所以中国文化讲三合、六合，以合为要点。

三合是指十二地支中三个三个合起来的意思，三合的情形如下：隔三为合。

申子辰合水：属猴、属鼠、属龙三个属相相合。对应到十二经脉上，是膀胱经、胆经、胃经，而三者的阴阳属性恰好是太阳、少阳、阳明，所以这不仅是同气相求，而且是三阳合成一阳，很圆满的样子。有膀胱太阳经气之开，有阳明胃经之阖，有少阳胆经之枢，就好像三个人，既能把自己的事做到极致，又能彼此配合到极致，如此，就是愉悦，就是成功。

亥卯未合木：属猪、属兔、属羊三个属相相合。对应到十二经脉上，是少阳三焦、阳明大肠、太阳小肠，依旧是少阳、阳明、太阳三阳经脉。

寅午戌合火：属虎、属马、属狗三个属相相合。对应到十二经脉上，是太阴肺、少阴心、厥阴心包，分别为太阴、少阴、厥阴。

巳酉丑合金：属蛇、属鸡、属牛三个属相相合。对应到十二经脉上，是太阴脾、少阴肾、厥阴肝，分别是太阴、少阴、厥阴。

所以，从属相上看三合，可以说是迷信；但从经脉上看三合，则是同气相求，同声相和。

三合局的五行中没有土的原因是，水、木、火、金，四行都要依赖土才能形成格局，这就是万物都归藏于土的原理。至于辰戌丑未凑在一起，那就自然合成土局了。

属相里还有个六合说，六合就是阴阳配。

子丑合土：属鼠、属牛相合，鼠有智慧，想法多；牛稳重，肯吃苦。如此，有想的，有干的，夫妻相配就很好。对应到十二经脉上，少阳胆和厥阴肝，同属于枢纽。

寅亥合木：虎和猪相合，虎勇猛，猪随和。对应到十二经脉上，太阴肺肃降全身，少阳三焦通利全身。

卯戌合火：属兔的和属狗的相合，兔机灵，狗忠诚，二者还都有长耳朵，也蛮配的。对应到十二经脉上，阳明大肠宣身体，厥阴心包宣心灵。

辰酉合金：龙与鸡相合，龙阳刚、大气；鸡谨慎、克制，如此相配就很和谐。对应到十二经脉上，阳明胃主阖，少阴肾也主阖，二者属于志向相投。

巳申合水：蛇与猴是好夫妻，蛇冷静，猴机敏。对应到十二经脉上，太阴脾主开，太阳膀胱也主开。

最后一个是午未相合，就是马和羊相合。马热烈，羊温顺。对应到十二经脉上，少阴心主阖，太阳小肠主开，二者也属于绝配。

总之，合者，和也。乃阴阳相和，其气自合。子、寅、辰、午、申、戌六者为阳，丑、卯、巳、未、酉、亥六者为阴，是以一阴一阳和而谓之合。即中国文化落实到生活中，也讲阴阳和合。

总之，属相是独特的生命符号系统，与每个人密切相关。另外，属相和节日等又是"活文物"，其中，有天干地支，有五行，有阴阳，有方位（比如寅为西方），而且形象生动，也是生活艺术化的一个表

▶ 中国文化落实到生活中，也讲阴阳和合。

征。传统医学最终还要用于生活，当医学能与民俗相互解释时，传承就成了一件有趣的事儿。

再者，动物关系学也是人学的反映。我甚至认为，要想学好中医，得多看《动物世界》，先得知道动物本性是什么，才能了悟本性与人性的差别，才能更好地了解人性。别从迷信的角度去学习，因为人是善于学习的动物，人也是能改变自我的动物。懂得了动物属相之间的生克冲合，同时有能力反身求己，人就会进步。

好，这个话题我们暂且告一段落。

五

——

七怪脉

下面我们讲一下"七怪脉"。所谓"七怪脉"就是要死的脉。脉呢，分平人脉象、病脉象，还有就是七怪脉。

中医真正判断生死，可以靠望诊，但最准的还是靠脉象，比如七怪脉之说。所谓七怪脉，又叫七绝脉、真脏脉，是说当脉象出现釜沸、虾游、屋漏、雀啄、解索、弹石、偃刀等脉象，就危险了。甚至说"凡见七绝脉，必死无疑"。但事实上也未必。有一次，一位学员带老父亲来看病，其实老父亲是刚从北京某大医院出来，因为已经多天不能进食，所以医院只开了点利尿剂就让老人出院了，同时跟他儿子说恐怕得准备后事了。儿子不死心，就又带到我这里来把脉。一上手，我的心就开始怦怦跳，因为终于见到了从未见过的雀啄脉——这是一种脉来急速，节律不齐，止而复发，犹如雀喙啄食的脉象，也就是小鸟叩食时的样子，时快时慢，混乱无序，一般认为是脾气已绝的表现。多见于风湿性心脏病、冠心病、急性心肌梗死等。于是，我又赶紧让身边几个学生来把脉体会，学生们兴奋得脸都白了。为什么呢？因为现在大多要死的人都会选择去医院，到医院后一上激素，就再也见不到病人的本来脉象。而这位老先生实际上已经被放弃了治疗，所以我们才得以把到这雀啄之脉。记得当天人多，忙晕了，傍晚回到家里，回想起此脉象，突然想起古代遇到这样的脉象，是不收诊费和药费的，因为真脏脉都是要死的脉，所以不仅不收钱，还得送钱！于是赶紧打电话到药房询问此事，药房说诊费、药费都收了。抓狂中忽然一转念，万一收了费以后，买了一线生机了呢？！当然这只是自我安慰，之后的那几天，特别怕电话铃声，大概七天后吧，电话还是响了，一听是那学员的声音，心又一阵猛跳，唯恐听到噩耗。先前他说什么都没听清，直到他说"你等着，让老爷子跟你说！"，心里才静下来。老爷子说吃完中药，当天就大小便通畅了，然后就渐渐有了食欲，这会儿已然恢复到病前了，打电话来一是感谢，二是想再要些药巩固巩固……当时我差点喜极而泣。后来还跟进了几年老爷子的病情，6年后，老爷子以90岁寿终……

关于七怪脉的命名和描述，都有点是内心艺术感受的意思。比如说转豆脉，"心绝之脉，转豆躁急"，是说心脉悬绝的时候，就好像一个豆子在那转一样，是一种来去捉摸不定如豆之旋转的脉象。具体原因可能是由于血脉瘀阻，导致心气疾速以救急。常见于再生障碍性贫血、病毒性心肌炎、急性白血病、恶性淋巴肉瘤、红斑狼疮性心肌病导致的重病垂危病人。

麻促脉，是一种急促而散乱的脉象，急促不好，散乱就更危险。正常脉象的形态是三部有脉，一息四至（闰以太息五至，相当72～80次/分），不浮不沉、不大不小、从容和缓、柔和有力、节律一致，尺脉沉取有一定力量。但麻促脉脉率可达每分钟160次以上。常见于濒死病人，严重低血钾、洋地黄中毒等心律严重失常病人。

屋漏脉，是一种脉来迟缓，许久方来，如屋漏滴水的脉象。好像屋顶漏雨，你等着，觉得很快就下来了，可它且不下来呢，要么就像一串线，一会儿一滴答、一会儿乱溅，这种脉搏约为每分钟20～40次。可见于冠心病、风湿热、白喉、室间隔缺损等病症，反映了体内胃气的绝乏。

弹石脉，是一种沉紧的闷闷的感觉，跟肾脉悬绝有关。常见于各种心血管病症，如桡动脉粥样硬化合并冠状动脉粥样硬化以及急性心肌梗死病症等。

解索脉，这名字起得多形象，像缠绕的铁索突然崩裂、迅速散开一样。其节律紊乱，忽疏忽密的脉象，脉率多在每分钟80～150次。常见于冠心病、高血压性心脏病、风湿性心脏病病人的脉中。

鱼翔脉，见过鱼飞翔的人就能理解这个脉象，时起时伏，似有似无，又快、又乱。表现为严重的心律不齐，脉率为每分钟160次以上，可见于心脏实质严重损害的疾病，如急性心肌梗死、心肌炎、克山病等。

虾游脉，是一种来时隐隐约约，去时一跃即逝，同时左右摇摆，细而快，好似虾游之状的脉象。其表现为严重心律不齐，脉率快至每分钟160次以上，脉位表浅而无力，并反复隐没，血压有时甚至降为0。常见于低血钾症、冠心病、房室传导阻滞、甲状腺功能亢进性心脏病、心肌炎等病症。

釜沸脉，如锅中水沸，绝而无根，时出时灭，是一种来时极快，有出无人的脉象。其表现为心率超过每分钟180次以上，常见于阳热疾病，如甲状腺功能亢进性心脏病、风湿性心脏病、电解质紊乱的低血钾等。

偃刀脉，是一种来势弦细而紧急，如同以手摸刀刃之口的脉象。常可见于肾性高血压等动脉硬化症病人的脉中。

总结以上诸脉，会发现真脏脉的特点是无胃、无神、无根，为病邪深重，元气衰竭，胃气已败的征象，是在疾病危重期出现的脉象。由此便知，正常的脉象，一定有三个特点：有胃、有神、有根。

▶ 正常的脉象，一定有三个特点：有胃、有神、有根。

先说有胃：有胃气的脉象，从容、和缓、流利、节律一致。即使是病脉，无论浮沉迟数，但总体有徐缓、和合之象，便是有胃气。脉有胃气，则为平脉；脉少胃气，则为病变；脉无胃气，则属真脏脉，或为难治或不治之征象。因此，脉有无胃气对判断疾病凶吉预后有重要的意义。

再说有神：有神的脉象有力、柔和、节律整齐。哪怕见弦实之脉，弦实之中仍带有柔和之象；哪怕见微弱之脉，微弱之中也有柔和，都叫有脉神，只不过有神旺、神疲的不同而已。同时，还得观其人面部、体态、声色有无精神，才能做出正确的结论。

最后说有根：三部脉沉取有力，或尺脉有力，沉取不绝，就是有根的脉象形态。若病中肾气犹存，先天之本未绝，尺脉沉取尚可见，便是有生机。但也有人沉取三部脉皆无，只是被憋致脉不出者，吃通脉汤等脉象即出，则也不能说无根。若脉浮大散乱、疾速，按之则无，才为无根之脉，是元气离散，病情危笃之象。其实有没有根，还得看前两项，有胃气，有神，则为有根。

1.《濒湖脉学》

李时珍《濒湖脉学》中对真脏脉的描述，有诗曰：

> 病脉既明，吉凶当别。经脉之外，又有真脉。
> 肝绝之脉，循刃责责。心绝之脉，转豆躁疾。
> 脾则雀啄，如屋之漏。如水之流，如杯之覆。
> 肺绝如毛，无根萧索，麻子动摇，浮波之合。
> 肾脉将绝，至如省客。来如弹石，去如解索。
> 命脉将绝，虾游鱼翔。至如涌泉，绝在膀胱。
> 真脉既形，胃已无气。参察色证，断之以臆。

其实李时珍的总结源于《素问·玉机真藏论》。其文说："真肝脉至，中外急，如循刀刃责责然，如按琴瑟弦，色青白不泽，毛折乃死；真心脉至，坚而搏，如循薏苡子累累然，色赤黑不泽，毛折乃死；真肺脉至，大而虚，如以毛羽中人肤，色白赤不泽，毛折乃死；真肾脉至，搏而绝，如指弹石辟辟然，色黑黄不泽，毛折乃死；真脾脉至，弱而乍数乍疏，色黄青不泽，毛折乃死。诸真藏脉见者，皆死不治也。"

首先，肝绝之脉，"如循刀刃责责然，如按琴瑟弦，色青白不泽，毛折乃死"。这个像先前说的"偃刀脉"。仿佛手摸刀刃，细、硬；又像指按琴弦，细紧如将断绝之象。同时脸色青白没有光泽，青，为肝病象，白，为金克木象。毛折乃死，指全无生发之力，必死。

心绝之脉，"坚而搏，如循薏苡子累累然"，就是"转豆躁急"。同时脸色赤黑没有光泽，赤，是心病本象；黑，是肾水上泛，水克火，无生机，死。

肺绝之脉，"大而虚"，即李时珍所言"肺脉如毛，无根萧索"，毛就是虚浮，到处飞散，就是无根的样子；又像是"麻子动摇，浮波之合"，不知大家在河滩上看过细细密密的虫子飞过没有，一会儿聚一会儿散，就是浮波之合。色白，是肺病本象；赤，是火熔金象，死。

肾绝之脉，"搏而绝"，即李时珍所言"肾脉将绝，至如省客，来如弹石，去如解索"。什么叫省客，就是像家里要来一个气势极大的客人，让你的心情来如弹石，特紧张、特忐忑。等他一走，心情一下子去如解索，哗啦一下就散掉了，即来时硬且沉闷，去时散乱迅疾。色黑，是本病象；色黄，是土克水。

脾绝之脉，"弱而乍数乍疏"，即李时珍所言"脾则雀啄，如屋之漏"。尤其是右手关脉出现这样的象，就叫脾则雀啄。你看，我们要想学好脉，真的要细致观察生活，假如你连鸟吃食都没见过，就体会不出这个脉象。

回去养个小鸟、小鸡，喂把小米看一下它们怎么吃。色黄，是脾病本色，色青，是木克土。

这里有一个问题，我们所说的真脏脉，在医院住院部里把出来不太算数，为什么呢，因为上了西药，脉象会出现变化。比如，有一次去住院部为一个朋友的母亲把脉，脉象很乱，雀啄和虾游全有，这时候若太认真了也不行，因为医院毕竟上了别的药，脉象是不太靠谱的。所以按照她的心慌气喘辨证后，上了麻杏石甘汤，第二天西医见到后，惊讶地发现一个要死的老太太又活过来了。至今都三年了，老太太越来越好，弄得医院里的老人都要求开中药试试。

脉象，晋代王叔和《脉经》细分为二十四脉，明代李时珍《濒湖脉学》增为二十七脉，明代李中梓《诊家正眼》加了一个疾脉，增为二十八脉。（我若现在加，还应该加上车祸脉、手术脉、鬼祟脉等。）一般分为浮、沉、迟、数四大类。健康人脉象应为一呼一吸跳四次，寸关尺三部有脉，脉不浮不沉，和缓有力，尺脉沉取应有力。常见病脉有浮脉、沉脉、迟脉、数脉、虚脉、实脉、滑脉、洪脉、细脉、弦脉等。

比如李时珍在《濒湖脉学》里讲了散脉，其体状诗是："散似杨花散漫飞，去来无定至难齐，产为生兆胎为堕，久病逢之不必医。"即散脉跟先兆流产有关。如果孕妇散脉出现在尺脉上，意味着这个女人要流产了。作为医生，该不该告诉病人呢？西医一般一见 B 超就会直接告诉病人：无胎心、胚芽没发育，做了吧。可这样孕妇的内心会顿感悲伤和荒凉，我就见过一名妇女因为这样的经历再也不进那家医院，因为她认为那家医院太冰冷。中医呢，把到这样的脉该怎么说？一般会说，回去好好静养吧，保持安静，不要生气，不要劳作。病人若说："您还是给我开点药吧。"中医可说："不用，孕妇别乱服药，稳定后再开吧。"但一定要告知，胎儿在三个月前，如果自身状态不好，还是可能选择自动走掉，所以头三个月至关重要。这点说清楚了，胎停育流产后就不会太伤心。你不能现在就告诉她"你现在脉散了，你要流产了"，这样可能会吓到她。人呢，不能跟天争，老天要这孩子走，你非得把这个孩子留住，早晚会出问题。

散脉相类诗："散脉无拘散漫然，濡来浮细水中绵，浮而迟大为虚脉，芤脉中空有两边。"这是在说和散脉相类似的脉象，比如濡脉浮细如在水中，虚脉浮而迟大，大出血后的芤脉就像按大葱，里面是空的，两边有痕迹。

散脉主病诗："左寸怔忡右寸汗，溢饮左关应芤散，右关芤散胻胕肿，散居两尺魂应断。"散脉若在左寸，主心悸怔忡；在右寸，主虚汗。散脉在左关主溢饮，在右关主浮肿，散脉在两尺脉主断魂。但这里李时珍并没有说脉象之浮、中、沉，比如是浮取左寸，还是中取左寸，还是沉取。这些如果精进了，就更好了。

2.中工乱经

关于把脉，有两个问题，一是现如今，大家都是亚健康，所以想把出一个正常的脉，很难。不知何为好，自然不知何为坏。有人会说，小孩应该是好脉吧？但是小孩毕竟是儿童脉，小孩子的脉偏数，而且因为身体处于无漏境的状态，所以下焦不动。天安门前负责升旗的战士们，身体好、单纯，应该是好脉吧？但谁知他们心中有没有焦苦，所以也不好说。《诗经·击鼓》里写了一个战士，在临死前想起的唯一的画面就是新婚之夜与妻子"执子之手，与子偕老"的场景。这战士年轻，生活还不曾复杂过，只有一场纷繁的战火，只有和女人的一次相约，他简单而短暂的一生，连回忆都干净单纯，所以脉象也十净。我们呢，活了这么久，临死前的脑子里肯定都是乱码，我们的脉也是乱码。所以，脉象也是我们的人生，会把脉者一定能把出我们所有人生的心酸。

所以，把脉真的令人着迷，什么东西把玩到极致，都有不能为外人道的出神入化，你若讲给别人听，别人会说你是巫婆或疯子，因此，顶级的快乐还真没有办法分享，只能独乐。所以，越高级越孤独是一定的。

把脉的第二个问题是每个医生对脉象的理解不同，把出来的脉也不一样，这也是被西医诟病的中医没有标准化和可重复性的问题。比如你头疼看了 10 个中医大夫，也看了 10 个西医大夫。西医这 10 个大夫最后给你开的药几乎有 9 个都是止痛片，这就是说西医所谓的可重复性是存在的。剩下的那一个大夫可能看出来了你有抑郁的问题，判定是你在幻想你的骨头在刺啦刺啦地被锯，他要么对你进行抚慰，要么开了纾解抑郁的药。而 10 个中医大夫开的药就有趣了，如果这 10 个医生都会把脉，你可能会得到 10 个不同的方子，比如有人认为你是因为湿气重而头疼，有人认为你是因为血虚而头疼……其中肯定只有一个方子是最对你症状的，所以你会称这个中医是神医。关键现在神医不多，何况大多数中医都不会把脉了，中医院校也没有人教把脉了，只是热火朝天地教中药，于是，可怜的病人就可能得到 10 个很相似的方子，但基本是西医思路，就是清凉镇痛的中药而已。如此这般，就是"中工乱经"，就是庸医乱开药，更乱了脏腑经络，还不如去吃西药！

中医，真的没有标准化的东西吗？有啊，《黄帝内经》就是医理的标准化，《伤寒论》就是医术的标准化和可重复性，《难经》就是脉法的标准化，《神农本草》就是药性归经的标准化，所以，它们是四大经典！中医之所以现在被很多人不信任、不尊重，其实跟自己的不精进是有关的！一个正派、严肃、朴实、精进的人，是不会不被人尊重的！

我们曾经做过实验，一起学《黄帝内经》，一起学脉法，一起学《伤寒论》，然后一起看一个病人，每个人都严格地画出此人的脉象，然后私下里出方子，最后集体亮出自己的结论。因为学习思路一样，最后，至少 8 个方子是相近的！其中的不同，就是高手和低手的差别，但最起码阴阳分得非常清楚。这说明中医可以有标准化和可重复性！但我们还是要讨论那两个不同的方子，因为，真理往往掌握在少数人手中，我们一定要探讨他们看到了什么。大多数人掌握的，也许只是常识，而常识和真理完全是两回事。更何况，我们的头脑习惯于认为常识是对的，这就是我执，就是需要我们警惕的地方。人之所以认为常识是对的，只是人们靠常识活着，觉得那样会安全。人会为了贪图安全而放弃真理。

这种学习经历是令人振奋的，记得当年学习的时候，我们称我们的小讲堂为"讲习所"，有人"讲"，同时大家要"习"，要反复地练习、训练。现在呢，平台上我讲，底下你们最好以地域为界，成立学习小组，每次见面先把把脉，这样会进步很快。

有人会问：癌症把脉把得出来吗？把得出来。对癌症病人来说，西方讲究一定要让病人有知情权。但中国的家人很忌讳把病情告诉病者，大家愿意分担这种痛苦，让病人好好走完最后的路。而病人确实有"闻癌色变"，精神和身体迅速被击垮的问题。中医呢，也是不知道自己的病症的人好治，至少不会太痛苦地走。即便把出癌症的脉，也不会对病人说，只是强调下让病人吃过药后要再来一次，也是为了再把下脉，看看脉象有变化了没有。一般这种病人也愿意再来聊聊，放松下心情。

曾有一个老汉在医院查出肺癌。其子不愿老爸受化疗之痛，隐瞒病情，求救于中医。询问之下，知道老汉原本农民，喜做木匠活，跟随富裕儿子进城后成天无所事事，儿子又忙，于是老人病由郁郁寡欢而致。脉象上也不太严重，我于是嘱其吃汤药，并求其多做木雕，表示愿意购买收藏，同时暗嘱其子多带朋友前去购买，以哄老汉开心。老汉闻之喜形于色，回家后勤奋欢畅，自觉重新找到人生价值，病痛全消，至今怀揣那药方，认为是神药。

有人会说：脉法这么好，怎么学啊？要想学习脉法，首先要熟读《黄帝内经》《难经》《濒湖脉学》等，但光学习脉法，只是学了一种看人性的方法。要想会看病，还得学习《伤寒论》。把脉法和方剂结合起来，才有大的乐趣。另外，还得勤学苦练，给上千人把过脉了，才有感觉，才能一上手就知这人饿了，或是失恋了，或是生气了，或是刚刚做了人流……

▶ 把脉法和方剂结合起来，才有大的乐趣。

3.别把念头当真

所谓医道的苦练，犹如修行。修行呢，先要有唐僧的大愿和勇气，然后还得有行者的行动能力，要守戒律，要耐得住孤独，要像和尚一样的洁身自好，懂规矩、懂法则。光有人生境界不行，还得有人生过程。我看《西游记》最不理解的一件事就是，孙悟空一个筋斗云就能到佛祖那里了，却取不来真经，为什么非得随唐僧一步一步受苦受难才能取到真经？直到学习了中医经典后，才明白了一个道理，取经的过程就是修道的过程，九九八十一难就是人生修道途中必须要经历的心路历程。孙悟空代表意念，代表我们的脑子，可以一下就到西天，但意念毕竟是"空"，拿不到真东西，无法取走真经；只有像唐僧那样一步步地走，一个一个磨难受着，才能取回真经。这其中，持戒如同积精累气，不断培补正气；而那些磨难就如同祛病去寒，如同在生活中不断地抗击心魔，勇猛地改毛病，只有这两种行为兼备了，才能最终成佛。

人这一辈子，我们很多人被念头毁了，把念头当真了，整个《西游记》都在说别把念头当真，要一步一步走，一步一步践行。《西游记》中，唐僧一行人到哪个国家都得先取关牒，你得证明你过关了，修行到哪一步了，得有人给你发证书，少一步都不行。就像学中医要望闻问切，少一项都不成。唐僧等人到了西天，见了佛祖也不行，因为只过了八十关，一共要九九八十一关，还差一关的磨难，只好又来了一次。学习脉法也如是，你就是比孙悟空还灵，也得先把《黄帝内经》九九八十一篇、《伤寒论》一百一十三方读过才好。

六

——

阴阳发病之征象

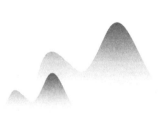

曰：二阳之病发心脾，有不得隐曲，女子不月。其传为风消，其传为息贲者，死不治。曰：三阳为病，发寒热，下为痈肿，及为痿厥腨痛。其传为索泽，其传为颓疝。曰：一阳发病，少气，善咳，善泄。其传为心掣，其传为隔。二阳一阴发病，主惊骇，背痛，善噫，善欠，名曰风厥。二阴一阳发病，善胀，心满善气。三阴三阳发病，为偏枯痿易，四支不举。

1.闭经

曰：二阳之病发心脾，有不得隐曲，女子不月。其传为风消，其传为息贲者，死不治。

这段翻译过来就是：一般而言，胃肠有病，则可影响心脾，病人常常有难以告人的隐情，比如女子月经不调，甚至闭经。若病久传变，形体逐渐消瘦，就叫作"风消"，如果呼吸短促，气息上逆，就成为"息贲"，就不可治疗了。

二阳就是阳明，阳明就指胃和大肠。肠胃病为什么会传变为心脾病？

胃与脾为表里相传，脾胃有病，传于心，则是子有病，传于母，属于母子相传。

所谓"有不得隐曲"，"隐"是隐秘的，"曲"是弯弯绕，所以指说不出口的疾病，大多是生殖系统的疾病，比如女子闭经。闭经到底跟哪些经脉有关呢？首先是阳明胃。为什么跟胃有关？第一，胃主生气生血；第二，胃主血所生病。胃生气生血，血不足，或胃生血的能力变弱了，女子的月经量就特别少。现在很多减肥的少女闭经，大意的母亲并不知晓。如果女孩子出现烦躁或情绪反复无常情况，家长首先要关注下孩子的月经。曾见过一个女孩子，她说她是舞蹈演员，必须减肥，但节食减肥后，闭经半年多，这半年里人越来越焦躁，肤色也变得沉暗。运动量极大而又不吃饭，就是纯耗，但她不知道这一切跟减肥有关。其实，越年轻时节食减肥，对身体的伤害越大，此时闭经一方面属于人体自保，因为只有闭经，才能节省生血、化血的能量，以保障目前的生命状态；另一方面可能是血枯。至血枯时，这种病一时半会儿好不了。虽然年轻人的气容易动起来，但毕竟血难生；再者，怎么也得先长点肉才好办，可少女畏肉如虎，不肯吃喝，若再上了西药黄体酮刺激月经，就越发难恢复正常了。

闭经先与胃有关，其次就是跟心脾有关。心主血脉、脾主统血，心、脾有病，就会造成女子血脉不通而经少，或血不归经而闭经。关于血的问题，一定要记住：髓主造血，肝主藏血，胃主生血，心主血脉，脾主统血。

统血是什么意思呢？就是脾主血该往哪儿走，没有脾统血的功能，血则可能流溢于血脉之外，甚至漫溢全身。所以说人五脏六腑之血，全赖脾气统摄。脾为气血生化之源，脾统血的作用，一是通过气摄血来实现的，所谓气能固摄血，在于气为血之帅，气足，血自然随气而行，而不会溢出脉外发生出血现象。反之，脾的运化功能减退，化源不足，则气血虚亏，气虚则统摄无权，血离脉道，从而导致各种出血，尤以下部出血多见。同时，脾之统血与脾阳也有密切关系。脾阳虚，则不能统血。阳气虚衰，则不能统摄血液，就是血不归经，临床上会出现皮下出血、便血、尿血、崩漏等。所以，治疗月经淋漓不尽还得从中央脾土入手。再者，肾主二阴，肾病也得走"土克水"，也得从脾土治疗。过去的孩子们身体还算好，通脉汤一上，脾不统血的问题一下就解决了。现在的女孩子真是弱了，减肥伤气血，熬夜伤阴阳，从根基就弱了，所以治疗起来就比较麻烦。

所谓"其传为风消"，就是心脾有病，久之，则血枯精少，人渐渐消瘦，神情淡漠，而传为厥阴证，则称之为"风消"病。再虚下去，脾土不生肺金，传为喘咳、呼吸急促的"息贲"证，就是肺肾病，如此严重后，就很难治愈了。

其实，这一章都在讲病之传变。现如今大家看病都以为，闭经了，治疗后来了月经，就是好了。吃黄体酮也能来月经，是治好了还是治坏了呢？病人并不知道。月经崩漏了，一般人认为，堵上就好了，可如果是瘀血，堵在里面，人会很难受。所以，这一章就是在告诉我们病往好里治还是往坏里治的问题。比如女子不月，闭经了，憋得久了就是坏病，就传为肝之"风消"证，就精少血枯，再想来月经都不能了，也就是西医所言之早衰、绝经等。而要想来月经，就得往回治，治脾、治心、治胃。病人不理解，但医生要心里明白，急着让她来月经是不对的，应该先恢复她脾胃生血和统血的力量。记得我当年给一个人治疗重症牛皮癣时，其间开过 12 服理中汤，病人去药店拿药时，抓药的人问：这是要治什么病？病人答：牛皮癣。抓药人大笑之，那笑就好比"下士闻道大笑之"一样。后来抓药人见病人牛皮癣痊愈，下巴都要掉下来了。这就是他们不懂土生金之妙理。"女子不月"传到肝，就会得风消，至风消，则"抖"，血不足嘛。血不足就开始出现"痒"和"抖"这些问题。

再者，诸痛疮痒，皆属于心，包括身体长疮这事也是心的问题。为什么是心的问题？这是心的什么功能出问题了？大家一定要会分析，本来强壮的肌肉，生了疮，即"心主血脉""肝主藏血"这两个正能量变弱了，血就不干净了，也带不走了。血脉来回流动，但是好东西不多。为什么肝病之"风消"又会传为肺肾病呢？肝和肺，本来是肺金克肝木，肝弱了，肺就会侮肝，就是本来相克，但你一弱，我马上就过来欺侮你。大家记住，无论相生相克，一定会两者都连带了，都是连带的病。同时肝肾同源，肝弱，肾必弱。由此，就出现"喘"。下传到肾，根儿就完了，就是"死不治"。

总有人求我赶紧讲《伤寒论》，我说了，《伤寒论》入门看似简易，但越学就会越霍然而惊，因为病的传变至微至妙，非肉眼能识，一出新症状，人就麻爪、惊心。比如，你给病人开了方子，第一天病人说舒服，你得意；第二天病人说病去了大半，你更得意；第三天病人突然说不行了，感觉自己要死了，你便大惊而无措……若会把脉，还能从脉上看真假，若不会把脉，只学了一招两式，就会吓傻了，所以，这也是我苦口婆心劝诫大家莫多管闲事，只求乐道的原因。能从症状辨出是否坏病，才是这一章要旨所在。

教大家一个看待病的方法。《金匮要略》说："见肝之病，知肝传脾，当先实脾，……中工不晓相传，见肝之病，不解实脾，惟治肝也。"这句话是说见到肝病，就知肝木克脾土，病会传到脾，这时先不要管肝，而是先要培土实脾，而庸医不知道病传的道埋，只是见肝病就治疗肝病。既然肝这儿已经出问题了，一定先固摄好下源"脾"，不要让它继续恶化，这就是中医防病的一个思路。那治病呢，就要找相生的思路，肝病了，肝阳上亢了，是肾精收不住虚火了，所以病根在肾，要增加肾的收藏能力；而肝血虚呢，也是肾精不足导致的，所以要壮肾精以生肝木。

所以，为什么要学《黄帝内经》、学《伤寒论》？就是因为我们自己的人生问题要学会自己解决。人世间有几件事是谁也替不了我们的：吃饭替不了，上厕所替不了，得病替不了，这些替不了的，都得自己整好。别老麻烦国家和家人，别总想着去花那个医保，别有那个贪心。有人说"我都交了那么多年的医保，我一次钱没花我多冤"，那你就得场大病呗。所以千万别这么想，这辈子能不去医院简直是阿弥陀佛。还有些老太太非得每年去医院拿好些药，要不就觉得自己吃亏了，这些就是贪心。转念想一想，你一辈子没花这个钱，这个钱一定会救助到他人，多好啊，自己没遭罪，还积了阴德。什么叫阴德？就是你在不经意中就把善心善念善行布施了出去，给了谁你也不知、不晓，没有要别人回报之心，也没有倨傲之意，成天乐呵呵的，就是福报深厚的人。

2.疝气病

> 曰：三阳为病，发寒热，下为痈肿，及为痿厥腨㾳。其传为索泽，其传为颓疝。

这段翻译过来就是：一般而言，太阳经发病，多有寒热的症状，或者下部发生痈肿，或者两足痿弱无力、四肢冰冷、腿肚酸痛。若病久传化，就会出现皮肤干燥而不润泽，或变为颓疝。

其实这一篇是紧接着上一篇出现的，上一篇是三阳离合。三阳就是太阳，太阳为病，太阳为"开"，寒气治之，只要太阳一得病，就为"寒热"，因寒而生热。太阳跟少阴为表里。只要太阳受寒，少阴就出来帮忙，少阴足，则高热；不足，就是低烧。

"发寒热，下为痈肿"，太阳一生病，气都壅到体表，身体的下盘就水湿泛滥，就是痈肿。"及为痿厥腨痟。其传为索泽，其传为颓疝"，痈肿开始，先是腿肚子疼，然后就是四肢萎软，更严重的就是四肢冰冷。再严重，就是脸上、身上都没有光泽了。湿气最重的时候，男子的反应就是"颓疝"。

所谓颓疝，指多因情志不舒，加之外感寒邪，导致肝脾郁陷，瘀滞盘于少腹，结于阴囊，睾丸或左或右肿大坚硬，重坠胀痛，步履艰难之症。现在最常见的是小肠疝气。西医认为，小肠疝气是易复性疝，是一种常见病和多发病，有先天和后天之分，危害人类健康，除了个别婴儿外，几乎不能自愈。由于腹股沟部疝气与泌尿生殖系统相邻，所以老年患者易出现尿频、尿急、夜尿增多等膀胱或前列腺疾病；小孩则可因疝气的挤压而影响睾丸的正常发育；而中青年患者则易发性功能障碍，女性易发不孕。

很多老人到老时都有前列腺或"颓疝"的毛病，现在治疗此症，多用手术。古代也没有手术，所以只好发明一些养生方法，因为下部为至阴，所以越老越寒湿，比如老男人的养生方法就是每天晚上睡觉时用手兜住阴囊，叫作养外肾法。因为老人色心少了，这么养还可；青年男子不行，一兜就起性欲。还有，拍打大腿根部，对前列腺等也有好处；再有，就是站桩了。这时的站桩要踮起后脚跟了，方能强肾、强腰脊。刚开始时，可以扶着椅子站。总之，注意安全。

对于疝气病，《素问》的解释是任脉病，《素问·骨空论》说："任脉为病，男子内结七疝，女子带下瘕聚。"是说，任脉有病的话，男子是得七种疝气病，女子是得带下病或子宫肌瘤等病。《灵枢》认为是肝经病,《灵枢·经脉》说"肝足厥阴之脉,……过阴器,……丈夫㿉疝,妇人少腹肿",因为肝经环绕阴器,所以男子疝气病和女子小肚子肿胀之病,都与肝经有关。所以治疗疝气病,可以从肝经和任脉入手,究其原因,还是元气不足导致的中气下陷,所以斡旋中焦以升肝阳和脾阳,不失为良策。有一小儿疝气,用理中丸和水研磨,服下,两丸即愈。

3.嗝逆

> 曰:一阳发病,少气,善咳,善泄。其传为心掣,其传为隔。

这段翻译过来就是:一般来说,少阳经发病,生发之气即减少,或易患咳嗽,或易患泄泻。若病久传变,或为心虚掣痛,或为饮食不下,阻塞不通。

一阳指少阳,少阳为胆和三焦,通利全身。胆病传肝,就是"胸满呕逆飧泄",三焦传心包,就是心中憺憺大动,进而心掣痛。又"三焦手少阳之脉,……下膈""胆足少阳之脉,……贯膈络肝属胆"(《灵枢·经脉》)都与膈肌有关,所以都可能造成阻塞不通之症。

中医认为,三焦为孤腑,这个概念总让大家有点糊涂,因为它虽然是六腑之一,但大家可以理解胆、可以理解大小肠等,因为毕竟有看得见、摸得着的东西。人呢，总是对看不见摸不着的东西将信将疑，比如三焦，它到底是什么呢？我说它是筋膜网系，还是落入实相了；说它是气机的通道，大家就又不明白了。当我们不明白时，可以换个思路，去看看别的东西，也许会突然豁然开朗。

古语有句话："树怕伤皮，不怕空心。"即树皮的作用除了能防寒防暑防病虫害之外，主要是为了运送养料。植物有导管和筛管，植物是通过导管自下而上运输水和无机盐，筛管自上而下运输有机物。导管位于树表层的木质部，筛管位于植物皮层的韧皮部，叶子通过光合作用制造的养料，就是通过这些筛管运送到根部和其他器官中去的。没有树心的树只是失去了髓和部分木质部，而剩余的木质部中的导管仍然可以自下而上运输水和无机盐，同时韧皮部中的筛管完好可以自上而下运输有机物，所以没有树心的树，仍然可以获得养料，还能继续活下去。但是一旦树木没有了树皮（或韧皮部），也就割断了向下运输有机物的筛管，新的韧皮部来不及长出，树根就会由于得不到有机养分而死亡，所以有"树怕伤皮，不怕空心"的说法。

讲这个的目的，是让大家从树木的生长中得到一些启示。树木需要无机物和有机物的双重营养，无机物是自下而上走导管，也就是树心等从大地汲取阴；有机物是自上而下走筛管，也就是树皮从天空汲取阳。树皮没了，得到阳的滋养就没有了，这树也就死了。如果树皮安好，大树虽然有空心，依旧可以分枝散叶。而这个阳的系统，这个树皮筛管系统就有点像三焦，阳的作用看不见，就如同枝叶的光合作用，有它，生命就灿烂、鲜活；没有它，生命就死掉了。

4.背痛·肩关节周围炎

> 二阳一阴发病，主惊骇，背痛，善噫，善欠，名曰风厥。

二阳为阳明，一阴为厥阴。这段是说：阳明与厥阴发病，主病惊骇，背痛，常常嗳气、呵欠，名曰风厥。

阳明为胃和大肠，一阴就是厥阴和心包，只要涉及厥阴基本上跟肝和心包有关。只要是胃寒，就是阳气衰了，胃寒就会抑郁。中医为什么可以治抑郁症？就是因为它抓住了根本，只要把胃寒破了，抑郁就好了。中国现在很多人都在服用抗抑郁药物，但大都偷偷摸摸地吃，因为不敢跟领导说自己有病，但一旦遇到事情，就容易想不开，就会走绝路。因为抗抑郁药只是在平衡神经系统，并没有治病。所以我建议一旦有这方面的病，最好中西医结合着进行治疗。

"二阳一阴发病，主惊骇"，一沾厥阴就主惊，肝主惊，肾主恐。这个"惊"字，竖心在旁边，"恐"字心在下面，恐是一种比惊要深得多的情绪，惊还是"一惊一乍"，恐则是黑云压头，即使自己待着，也觉得天天后面有人要杀他。

胃一受寒人就抑郁，胃就不能生气生血，厥阴肝就血不足，人就从抑郁变为惊骇，病就重了，也就是说抑郁还可以在家里，惊骇就得住院了。

为什么此时还会出现背痛呢？大家不要小瞧背痛，现在背痛是全人类难以解决的问题，西医真的解决不了这个问题，因为他不知道背痛的原因是什么。

中医说"背为胸之府"，即五脏里面所有的病都会在背上显现。什么叫府？府就是空。五脏在胸，满满的，是实也，治病不能作用于"实"，这就是中国文化的妙处，中国文化的妙处从来都讲究"不虚不实"。要想解决"实"，必须从"空"入手。有"空"的地方才有可能有作为，"实"的地方有作为的可能性极小。

"背为胸之府"，是说后背就是胸空的那一面，要想治胸里面的脏病，都要从后背治。反过来讲，后背上反映出的一切问题，都是五脏的问题。比如后背掣痛，可能是心脏的问题；后背冷痛，好像背个包袱，也是心脏被憋的问题。西方通常认为背痛只是肌肉的问题，他会让你泡澡。但如果是心脏问题，泡澡可能会更危险，因为汗为心液。

西医思维和中医思维在背痛问题上的差异，就是西医认为疼痛是肌肉的问题，而中医认为背痛是心肝脾肺肾的问题。后背沉、肩膀痛是心肺压力大。比如肩膀，有扛起或放下的功用，最能表达内心的冲突。现在的人要承担的情绪太多，所以肩背部疼痛僵硬是世界性的问题。紧张会让你肩膀高耸，内疚又会让你含胸，压力让你喘不上气来……其实，这影响的不仅是肩背，更重要的是心肺功能。颈椎病，心、肺、胆道疾病都可以引发肩部牵涉痛，这些病长期不愈，则使肩部肌肉持续性痉挛、缺血而形成炎性病灶，转变为真正的肩关节周围炎。

肩关节周围炎又称五十肩，就是很多人会在50岁左右突然出现肩膀疼痛、胳膊抬不起来的问题，西医认为是肌肉粘连所致。症状是肩部逐渐产生疼痛，夜间为甚。此病的好发年龄在50岁左右，女性发病率略高于男性。如得不到有效的治疗，肩关节可有广泛压痛，并向颈部及肘部放射，还可出现不同程度的三角肌的萎缩。

中医称脖子到肩膀这段区域为"太阳界面"，"太阳之上，寒气制之"。虽说此处阳气足，但也最容易受寒。"肩"字有"户"有"肉"，其实就是一"肉门轴"，所以要常活动，就是在打开"太阳伞"。此处一开，人就舒服。打开"太阳伞"就是两臂自然下垂，向前转动9次，这就是在"开膏肓"。两肩部再向后转动9次，这就是在"合膏肓"。这个动作可以把膏肓活动开，充分松开肩背部，长期练习，能有效解决肩背痛的问题；而反复的前后拉伸又能使胸腔得到扩张，这也能有效防治心、肺疾病。

50岁，对大多数人而言，是个尴尬的岁数：此时，阳气大衰，身体最累，心情最苦。孩子是逆反期，自己是更年期，自己的工作事业也到了瓶颈期，而父母又是病老期，所以50岁应该是人生压力最大的时期，心肺肝胆不胜压力，就生病。其次，五十肩跟受寒有关，比如常年驾车者，左臂靠近车窗，风寒湿重，患者肩怕冷，不少患者终年用棉垫包肩，即使在暑天，肩部也不敢吹风。此病夜间加重，也是阳虚的问题，阳虚，则肌肉粘连。具体治疗呢，有四项：吃药、针刺、按摩、运动。吃药可以通经脉，解心结，去抑郁；针刺呢，比如针刺鱼际、外关，打开心肺，肩可以外展。针刺阴陵泉下、三里下，可以上病下治；按摩，最好找别人按，自己按，一疼就下不了手了；运动，还可以练爬墙功。

人绝对不会无缘无故地产生疼痛，只要产生疼痛了，首先要知道疼痛部位与内心压力的关系。这个我在《生命沉思录2》里面有详细的解释。比如手腕疼痛，意味着掌控能力的变弱，如果你圆融、机灵、游刃有余、有决断力，你就是个"有手腕"的人、有力量感的人。脚腕不能动了，意味着生命的方向性出问题了，因为脚腕负责方向。而人体最大、最重要的支撑就是腰和盆骨，因为，腰意味着支撑，"腰"字本为两手叉腰而立之形，是人体上下之枢纽。下面是根，要稳；上面是枝杈，要舒展。此处为横盘，不倾斜、不重坠、稳定、灵活是其要点。所有的腿疼，根儿都在腰。而盆骨，意味着最深沉和最潜意识里的爱，这里要出了问题，则意味着生命的崩塌。

唯有传统功法可以解决腰酸背痛。有人说跑步可以吗？跑步绝对解决不了腰酸背痛，反而还会造成膝盖受伤等问题，而中国的传统功法易筋经、五禽戏、八段锦等，是解决腰背酸痛的根本方法。比如，手臂的内侧是三阴经，外侧是三阳经。拿易筋经里的"韦陀献杵第二势"举例，当两臂伸平时，阴经和阳经都没有发挥作用，当两掌慢慢竖起，外撑，力在掌根时，经脉的意义就显现出来了。别小看了掌根外撑这么一个动作，这么一撑，胳膊上的阳经就锁死了，里面的三阴经的劲儿就使出来了。能这么撑一会儿，后背就开始酸痛并出汗了。然后手臂上举，再两手变拳下撑，这时三阳经就全打开了，而阴经又锁住了。

再比如八段锦的"双手托天理三焦"。当两掌向上托起并上举时，最关键的一点是掌根一定要上撑，这样才能打开手臂上的阴经，也才能抻拉整个后背。两掌向上托起并上举，举到最高点的时候，要稍微定住，屏息一会儿。屏息就可让我们的气机在五脏六腑之中鼓荡一圈，即"内按摩"，用气机按摩我们的五脏六腑。

两臂上举并屏息，除了按摩内脏，也锻炼了人体的膈肌。经常锻炼膈肌，可延缓衰老。人体衰老的一个明显的表现，就是越来越容易气喘。比如，稍微走几步或稍微上几层楼梯就累得气喘吁吁的，这其实就是身体老化的表现。动不动就气喘吁吁，说明膈肌无力了，不能"气沉丹田"了。要想让气沉到丹田，膈肌的力量必须要大，全身的气机必须要足，这都需要健康而有活力的身体。

双臂上举时也有一个夹脊的动作，对活动背后的膏肓穴很有好处，可舒缓背部的疲劳感。

"双手托天理三焦"这个动作，通过双手上托，缓缓用力，可有效抻拉手臂、肩背，使三焦通畅、气血调和；同时，双臂反复地上举、下落，还可锻炼肘关节、肩关节和颈部，有效防治肩背病、颈椎病。

总有人问：做动作时怎么调呼吸啊？中国功夫的高级之处就是"以形领气"。一边教你练功一边教你呼吸的都不是高手。所谓"以形领气"，就是让形体动作带着气走，而非像"静功"那样专注于"气"，后者没师父带是容易出差错的。就是你把这个动作做到位，比如说身体往上提的时候，气也是上行的，手到哪儿，气就应该在哪儿。就是通过把动作做到位来指引人体的呼吸，所以我们练功时不必刻意地去想该呼还是该吸了，这样既能避免岔气的问题，又能有效地通过锻炼身体，达到锻炼气血、调整身心、改善呼吸系统功能的目的。

易筋经最大的意义，在于抻拉任督二脉，比如"卧虎扑食"这个动作专门抻拉任脉，想减肥塑形，就可以常练这个动作。因为易筋经注重抻筋拔骨，所以，坚持练一些时日，会发现自己长个了。人老了，天天练，也可以不缩个，身板特别挺拔。

脊柱是人体的支柱，又称为"脊梁"，起着支持体重、保护脊髓及其神经根的作用。易筋经功法的主要运动形式是以腰为轴的脊柱旋转和屈伸运动，如"九鬼拔马刀势"中的脊柱左右旋转屈伸动作，"掉尾势"中脊柱前屈并在反伸的状态下做侧屈、侧伸动作。所以，易筋经主要是通过脊柱的旋转屈伸带动四肢、内脏的运动，在松静自然、形神合一中完成动作，达到健身、防病、延年、益智的目的。

为什么易筋经是传统功法里的经典？因为它启动经脉最快、最显著。在起式里，拇指轻轻一动，整个肺经都有感觉。两臂外展时，中指往上一带，气机也随之而动。中国文化讲究四两拨千斤，不喜欢用蛮劲，全看手腕、手指怎么动。手指、手腕就像锁一样，只要手腕上弯，就是锁阳经、开阴经；只要手腕下弯，就是锁阴经、开阳经。想明白了这道理，脚腕也有同样的作用，所以，每天光转手腕、脚腕就是对全身经脉的锻炼。

关于这些功法，大家可以下载我在央视四套对四部功法的解读，也可以看我的《从头到脚说健康2》。其实呢，练功属于主动按摩经络脏腑，而按摩属于被动锻炼，所以一定是练功更有效。我始终强调习医者必须学易筋经和六字诀，习易筋经，明经络；学六字诀，明脏腑。六字诀我在《阴阳应象大论》篇中有讲。

5.中风

背痛讲完了，讲一下"善噫，善欠"。

善噫，噫就是打嗝，善噫就是胃气上逆浊气不降，久之，就有口气。人活在世，胃气一定要下降，吃东西一定要往下走，如果你吃着吃着就呛住了，甚至喝口水都会呛住，就要去查查脑部或肺部了。

阳明胃有病,容易"善伸数欠","欠"字本身就是打哈欠,善伸是伸懒腰,数欠，是多次打哈欠，胃气不舒，一伸懒腰一打哈欠，阴阳相引，阴气和阳气相互运动，胃气就舒展了。主动打哈欠是好事，没事伸个懒腰，打个哈欠，对身体是有好处的，如果有病，哈欠连天就要小心了。

此处所言的"风厥"：惊骇，背痛，善噫，善欠，这些症状像极了现代人所说的中风。而《伤寒论》里的中风有时只是指招了风邪，与现在人所说由血栓而中风偏瘫的含义不同。

2019年8月18日，人民网发文《90后成中风高发人群》，90后中风的话题引发网友热议。3位优秀青年医生经常加班到深夜，10天内相继不幸离世……这些不幸大多是因为过劳而引发的。

过劳和熬夜是目前90后中风的两个最直接的导火索。在中青年人群中，平均睡眠不足6小时的人患高血压的概率比睡眠充足的人高一倍多。如果连续休息不好，加上情绪焦虑，血压波动大，极易诱发中风。

另外，生气会引起交感神经兴奋，血压升高，心率加快，往往容易突发心脑血管意外事件。

文章指出年轻人要警惕的几个中风征兆：

第一，哈欠连绵。当脑动脉硬化逐渐加重，管腔愈来愈窄，脑缺血缺氧加重，特别是呼吸中枢缺氧时，会引起哈欠反射。多在缺血性中风发作前5～10天内，频频打哈欠者可达80%左右，是重要的报警信号。

这里面的问题是，年轻人为什么会出现脑动脉硬化，什么叫年轻？年轻就是血脉弹性好，如果弹性出现问题，还是肝的问题。打哈欠在《灵枢·经脉》里属于胃经之"善伸数欠"，其实，打哈欠也是人体自救的一个表现。

第二，口吃流涎。说话不利索、流口水，都是中风迹象。

中医认为这是脾病，脾液为涎。

第三，一过黑蒙。即突然出现眼前发黑，看不见东西，数秒钟或数分钟即恢复，并伴有恶心、呕吐、头晕及意识障碍等症状。中医认为这是典型的肝血虚。

第四，视物模糊。即表现为短暂性视力障碍或视野缺损，多在1小时内自行恢复。中医认为这是肝血大虚。

第五，剃刀落地。是指自己持刀刮胡子时，头转向一侧，突然感觉手臂无力，剃刀落地，1～2分钟后完全恢复。这是由于转头扭颈时，引起已经硬化的颈动脉扭曲，加重其狭窄，引起颅脑供血不足所致。

关于颈动脉的养护其实特别重要。最好是自己经常按摩，严重的，如果大椎处已出现富贵包，就不是按摩能解决的了，这时要通过刮痧来解决问题。

第六，偏侧麻瘫。即短暂性脑缺血发作，严格说来，这已是最轻型中风。追访观察，短暂性脑缺血发作后3～5年，约有半数以上的人发生缺血性中风。

我在《四气调神大论》篇中专门讲过中风的五种原因：一是湿邪；二是

身体里有瘀血；三是情绪的大起大落；四是新寒与旧病相连；五是汗出太多造成内虚，引发中风。大家若看明白了，就发现上面六个中风前兆只是结果，而中医讲的都是原因。把原因弄清楚后，"风厥"还是可以预防和治疗的。

还有一点，中风怕复发，有过一次后，还需平时注意和调理。

真没想到，90后会成为中风高发人群，每个年代的年轻人都有疯狂的时候，但那时精神的疯狂并没有带来身体的衰退和崩溃，由此，便可见如今的生活压力程度以及青少年对自我生命的放任，已经到了一个临界点，需要我们多关注了。现在，也有许多90后加入到学习《黄帝内经》的队伍里，我总称他们为老灵魂，但愿这些老灵魂是引领未来世界的宁馨儿！

6.肿胀·偏瘫

二阴一阳发病，善胀，心满善气。

二阴指少阴，一阳指少阳。这段翻译过来就是：少阴和少阳发病，腹部、腿部作胀，心下满闷，时欲叹气。

"二阴一阳发病，善胀"。二阴就是少阴，在身体里就是心和肾。一阳就是少阳，就是胆、三焦。善胀，指肚子胀和腿胀。只要是胀，一定跟肾水有关。

胀，就是心肾阳气不振，胆气生发不起来就会憋，又胀又憋，人就非常难受。肿与胀不同，肿是一按一个坑，胀是按不下坑的，气都憋在里头了。肾主水，腿肿就是肾阳不振，人间的水都往下流，可身体里的水一定是温熏向上的。当心阳不振、少阳胆不生发、三焦不通利时，肾水就只好下流了，积于下部，就是肿胀。

有人会问："那我眼皮肿胀是怎么回事？"一般肿胀都是往下走，如果上焦阳气也衰微的话，上面那点火都控制不了水的泛滥了，古语说"男怕穿靴，女怕戴帽"，是说男人阳气一旦不足了，就固摄不住水的下流，生命就会出危险。女怕戴帽，是说女子阴重，一旦阴邪上侵"诸阳之会"的头部，也就危险了。这就是为什么女子怕脸肿、头肿，男子怕腿肿、脚肿。

身体水液的控制，与胆和三焦有关，这里讲的"二阴一阳发病"，实质上在讲生命的大问题。胆和心，肾和三焦之间没有正常的交流时，就会肿胀。胆气升不上来，心火就升不上来；三焦不通利，肾水要么下流、要么上泛。

尿内出现蛋白称为蛋白尿，也即尿蛋白。蛋白尿是肾脏病的常见表现，全身性疾病亦可出现蛋白尿，比如水肿、高血压、糖尿病、过敏性紫癜、痛风以及损伤肾脏药物的使用等。遇到此症，人们就很恐慌。从中医看，肾主藏精，肾和膀胱相表里，精藏不住了，就从膀胱走。怎么治？要想让这个水不泛滥，要想让这个腿不肿，没有尿蛋白，从土克水治，也就是从脾胃治。

在中医里要想判断哪一个医生更高明，比如说这个病人有尿蛋白了，两个大夫开药，一个大夫开的是强壮脾胃的药，另外一个大夫开的全是补肾的药，需要一个水平更高的人来评判。就像在中国打太极拳一样，只有高手能评判，底下的人只是看热闹。这个病，从脾胃入手的是高手，开肾药的是低手，因为后者哪有病看哪。当然，最后疗效也一定是前者取胜。

胀是由于水湿泛滥，"心满"就是胸胁胀满，"善气"就是胸闷气短，没事总要叹口气。这涉及一个三焦的问题。三焦病是一个非常奇妙的病，三焦病找不着实体，但三焦一不通，身体哪儿哪儿都堵。上面打嗝，中间肚子大，下焦水肿，这时只好用白通汤先通通。这个药非常有意思，气满，膈肌憋了，就是胸闷，很多人胸闷得不得了，甚至有窒息感，白通汤一上马上就好。如果到西医院里，一般先让你背 24 小时的动态心电图（Holter），再做一系列检查，最后再告诉你堵了 90%，立马手术，搭桥支架。假如喝了白通汤就好了，你说你这一辈子冤不冤。白通汤我在《曲黎敏精讲〈黄帝内经〉三》讲《阴阳应象大论》中有详解，大家可以去看。

关于肿胀，我们留到《素问·汤液醪醴论》篇里专讲。

三阴三阳发病，为偏枯痿易，四支不举。

三阴是太阴，三阳是太阳。这段是说：太阳和太阴发病，则为半身不遂的偏枯证，或者是湿气旺、筋脉松弛，四肢痿弱无力，或者水旺土湿，四肢不能举动。

三阴、三阳发病，太阳为表，指膀胱、小肠；太阴为里、指肺和脾。最里面有血栓，再加上最外面受寒，发病就是偏枯，半身不遂。半身不遂在冬天是高发期，本来里面就有血栓，再加上外面一受寒就完蛋了。所谓偏枯就是半身不遂。中医说：左肝右肺，所以，气阻血凝，右病偏枯；血瘀气梗，左病偏枯。说白了，右边偏枯，是气病；左边偏枯，是血瘀。

▶ 表证针刺，里证吃药。

为什么有的时候半身不遂扎针也可以扎好呢，就是如果寒邪是导致它的主因，针刺就会有作用。但如果是由于里面经脉凝聚而导致的偏瘫，就得靠吃药，表证针刺，里证吃药，这就是原则。

痿易，就是肌肉萎缩，痿，是软；易，是松弛。什么会导致"痿易"呢，太阴主湿，太阳主寒，湿气旺，筋脉就松弛，四肢无力。脾胃寒湿，就会"四支不举"。

半身不遂的人，有一点令人纳闷，有病的一边特有劲，挣巴起来没人弄得住；另外一边软塌塌。这就有点像脉象，有病的地方一定阴阳相搏。

中医的妙处，其实都是中国文化的妙处，全看我们有没有能力好好体会。比如我们把手掌张开，五指张开，气血会在五个手指上平均分配，不能亏着谁也不能养足谁，这就叫天道。手指一用，天道就要知道该帮谁。比如说中国文化有一个很著名的动作，叫剑指，又叫点穴指。我们经常在武打电影里看到这样的动作：某个武功高人以手作剑指状，就这么啪的一下点过去，对方就被封住了穴道，动弹不得。怎么能让伸出的食指和中指力量如刀剑呢？剑指这两根手指的力量到底从哪儿来呢？是从手腕来，还是从腰来？其实都不是。要想让这两根手指特别有力量的话，一定是在攥着的另外三根手指头上做文章。

我们可以尝试一下，大拇指把无名指和小指压得越紧，剑指的这两根手指就会越有力。这就叫"四两拨千斤"。五指本来是气血的平均分配，一旦用大指压住了无名指和小指，所有手指的力量就都汇聚到剑指的两根手指中，这就叫锁住三根手指以助剑指。所以，学中国传统文化，还得学一个"锁"字，要学会在自己的身体上"安锁"，锁住一部分气血，才能增加其他部分的气血，能量越集中，就越能置人于死地。

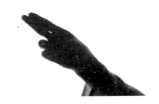

一指禅也是，之所以能撑住全身，在于四个手指的气血给了一根手指，要不然这一根手指怎么能撑起全身？

这就是中国文化，不必舞枪弄棒，只挖掘自身气血就够玩一阵的了。

它也不需要什么体育场所，拳打卧牛之地，所以中国式健身是最经济、最便捷的，少花钱多办事。

让大家锻炼，是最经济的养生方法。打易筋经，每天两次，顶多一小时就够了。再有一点，就是可以节约资源，除去人力资源，还有药材资源。我常问病人："你能不能好好吃药？你不好好吃呢，也别浪费我的药。我不是卖药的，我心疼，种出一斤甘草毁那么多土地，种出一根人参又毁多少土地？！"我们很少想到根源，看什么值钱，就去买，根本没想，这一份东西，是靠毁坏大地多少东西而产出的，从没人教育我们思考这个问题。老百姓最好通过明人性、懂锻炼来自救。如果每个人都学习《黄帝内经》和《伤寒论》了，这世界该多美好啊！

又有人说，我就不喜欢锻炼，就喜欢天天躺着！好啊，没问题，如果这辈子就是来做躺着这个功课的，干吗不躺着啊！谁都别拦着谁的修行！说实在的，好多活得特精致的、天天养生的人，也不见得长寿，太过细致了，反而拘束了人生。我从没有要求自己和别人养什么生，我只求大家小时候尽情享受玩乐，年轻的时候尽情享受爱情，中年时尽情享受事业，年老的时候尽情享受艺术。只是大多数人，小时候没玩痛快，年轻时没爱痛快，中年时没干痛快，老年时没悟痛快。只要没痛快过，生命就没的养，就是万般遗憾。年轻的时候没好好恋爱，年老的时候又活得特无聊，那就悔死了。年轻时，啥都没见过，玩点低级的没问题；到老时，眼睛就得毒点，玩点高级的东西。

关于寿限这事，每个人想法不同。人都怕死，但人一定终有一死。在同人圈子里，我和中里巴人关系很好，因为都天性纯净，所以处得来。他从小体格弱，身体不好，他说："曲老师我就想一件事，我这不天天讲健康嘛，我得自个儿活到100岁。"所以他天天在屋子里折腾自己的骨头、筋脉、穴位，要在50岁时把60岁的病全消掉。我呢，懒，不太在意这些，天天熬夜写东西，顶多想起来时打打易筋经。但在心里最深处，我明白人不能跟命争，在寿限上我可不敢像他那样有那么高的志向，因为遗传基因在那儿摆着呢，听说我姥姥45岁就去世了，我也没见过爷爷奶奶，祖上没有长寿的，所以我也不求寿。小时候一见家人得病，就祈祷把自己的寿命给家人20年。这个给10年，那个给20年，都给出去好多了，加上自己现在的年龄，恐怕都100多岁了，能活到今天已然是奇迹了。再说了，女人爱美，都不愿活得太老，像个又小又紧的核桃似的，也碍别人的眼。再说了，老与病为邻，不是过去没有癌症，而是那时人没来得及得癌。癌症实际上源于衰老，所以也没必要使劲活着。有人说，那为什么年轻人也得癌？那是他们把身体糟蹋得早衰了。什么叫癌？就是细胞的无序生长。人年轻时，有活力，细胞有序；到老了，气血就无力了，细胞也无序，无序就得癌。所以，能无疾而终，心实在跳不动了，笑容也慢慢凝固，好好跟亲朋告个别，在我眼里是最美的。

七

——

继续说脉法

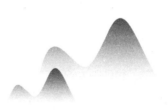

鼓一阳曰钩；鼓一阴曰毛；鼓阳胜急曰弦；鼓阳至而绝曰石；阴阳相过曰溜。

阴争于内，阳扰于外，魄汗未藏，四逆而起，起则熏肺，使人喘鸣。

阴之所生，和本曰和。是故刚与刚，阳气破散，阴气乃消亡；淖则刚柔不和，经气乃绝。

死阴之属，不过三日而死；生阳之属，不过四日而已。所谓生阳、死阴者，肝之心，谓之生阳；心之肺，谓之死阴；肺之肾，谓之重阴；肾之脾，谓之辟阴，死不治。

鼓一阳曰钩；鼓一阴曰毛；鼓阳胜急曰弦；鼓阳至而绝曰石；阴阳相过曰溜。

这段翻译过来就是：脉搏鼓动于指下，来时有力，去时力衰，叫作钩脉；来势轻虚而浮，叫作毛脉；有力而紧，如按琴瑟的弦，叫作弦脉；有力而必须重按，轻按不足，叫作石脉；既非无力，又非过于有力，一来一去，脉象和缓，流通平顺，叫作溜脉。

这里面先要注意阴阳，其中钩脉为阳，毛脉为阴，弦脉为阳，石脉为阳绝，溜（滑）脉为阴阳合。

"鼓一阳曰钩"，什么叫"钩"？二十七部脉里没有钩脉，此处之"钩"指的是心。《西游记》第一回写孙猴子师父菩提老祖的居处叫"灵台方寸山，斜月三星洞"，其实就是个字谜，灵台方寸山，指的是心，斜月三星洞，一个斜月加三点也是"心"。所以，钩脉指心脉，指夏脉。夏脉即《濒湖脉学》里的洪脉，其体状诗是："脉来洪盛去还衰，满指滔滔应夏时，若在春秋冬月分，升阳散火莫狐疑。"这是说洪脉来盛去衰，满指滔滔，对应夏天的脉，如果在春天、秋天、冬天出现洪脉，就是阳气发散的象。但大家看书一定要仔细，为什么这里不直接说"洪脉"，而起了一个"钩脉"的名称？就是《濒湖脉学》中的二十七部脉，都指病脉，而此处钩脉，只是指夏天正常该有的脉，而非病脉。

▶ 春弦夏洪，秋毛冬石；四季和缓，是谓平脉。

即，这一段说的都是四季正常的脉，夏天正常的脉是钩脉，秋天正常的脉是毛脉，春天正常的脉是弦脉，冬天正常的脉是石脉，长夏正常的脉是溜脉。也就是，心脉正常为钩，肺脉正常为毛，肝脉正常为弦，肾脉正常为石，脾脉正常为溜——春弦夏洪，秋毛冬石；四季和缓，是谓平脉。先告诉我们何为正常，然后我们才好去辨别何为不正常。

1.李时珍

"鼓一阴为毛"，毛脉就是秋天正常的脉，对应的是肺脉。这个毛脉有点像浮脉，《濒湖脉学》形容浮脉时的体状诗是："浮脉惟从肉上行，如循榆荚似毛轻，三秋得令知无恙，久病逢之却可惊。"翻译过来就是：浮脉浮取就有，就像轻抚榆荚上的细细绒毛，轻飘柔和，如果是秋天得到这样的脉象就知道此人身体没病，但如果是久病之人出现这样的脉象，就让人惊心，因为有虚阳外越的危险了。

到脉法的阶段，就需要医生有艺术家的修养了。想懂脉必须得懂生活，但懂生活不见得能懂脉法，要想懂脉法，还得高于生活。所以把脉，得有艺术感，艺术感跟天赋有关，跟上不上大学没关系，有时可能学得越多，艺术感觉越差，这就是识神与元神的冲突。大家可以笑话李时珍是个高考落榜者，但我们就是上了好几个大学，也未必能赶上李时珍。世人总看虚名，以为学什么专业才能在什么专业有发言权，其实，学什么，全看用心和天分。

有时候，想想李时珍的一生，我们躁动的心也许会平复一下。在《本草纲目》原序中："时珍，荆楚鄙人也。幼多羸疾，质成钝椎；长耽典籍，若啖蔗饴。遂渔猎群书，搜罗百氏。凡子史经传，声韵农圃，医卜星相，乐府诸家，稍有得处，辄著有数言。"这里面有几个要点：一是李时珍从小身体弱，长大了也不是很聪明。确实，他曾经三试于乡，都没有成功，但他有一个长处"长耽典籍，若啖蔗饴"，即考不上学，不见得不会学习，他只要学习经典，就好像吃了甘蔗那样甜美。二是学识宽泛，"子史经传，声韵农圃，医卜星相，乐府诸家，稍有得处，辄著有数言"。不仅学习认真，还能记笔记。可以说，李时珍是医家里文学底子好的，这一点很难得，所以他的书，都好看。《本草纲目》一书，可以当文学或百科全书看。

他接着说："古有《本草》一书，自炎黄及汉、梁、唐、宋，下迨国朝，注解群氏旧矣。第其中舛谬差讹遗漏，不可枚数。乃敢奋编摩之志，僭纂述之权。岁历三十稔，书考八百余家，稿凡三易。复者芟之，阙者缉之，讹者绳之。旧本一千五百一十八种，今增药三百七十四种，分为一十六部，著成五十二卷，虽非集成，亦粗大备，僭名曰《本草纲目》。"这段是说他专注于一本书，并且肯吃苦。这是一个人成功的关键。"岁历三十稔，书考八百余家，稿凡三易"，是说他花了三十年的时间做一件事，"稿凡三易"这事就非常不简单，古人写书真的一字一字写啊，《本草纲目》这么个大部头誊写多次，是多么煎熬的一件事啊，我们看一遍都费劲哪！难怪人们赞此书为："兹岂仅以医书觏哉？实性理之精微，格物之《通典》，帝王之秘箓，臣民之重宝也。李君用心嘉惠何勤哉！"是说这本书怎么能只当医书看哪！实在是性理之精微，格物之通典，帝王之秘录，臣民之重宝啊！

2.弦脉

回来接着说脉。

"鼓阳胜急曰弦。"弦脉是春天肝脉的正常脉。现在弹古琴的人多了，手按琴弦时可以体会弦脉的感觉。《濒湖脉学》对弦脉的描述是：长而端直，应指。琴弦都长而端直，但弦脉的特点在于"应指"二字，就是脉气细紧顶指的感觉。病脉的弦脉代表阴阳相激，阴阳和合是没病，阴阳相激就是病。

弦脉的体状诗是："弦脉迢迢端直长，肝经木旺土应伤，怒气满胸常欲叫，翳蒙瞳子泪淋浪。"是说出现弦脉意味着肝木旺，克脾土，肝木旺，人就脾气大，动不动就吼叫。甚至出现眼睛病变，目中有翳、眼泪汪汪。

跟弦脉相类似的脉象有紧脉，紧脉的描述是"如绳左右弹"，紧脉讲究的是力度，而弦脉是上顶，而非左右弹。

关于弦脉的主病诗是："弦应东方肝胆经，饮痰寒热疟缠身，浮沉迟数须分别，大小单双有重轻。寸弦头痛膈多痰，寒热症瘕查左关，关右胃寒心腹痛，尺中阴疝脚拘挛。"是说弦脉对应东方肝胆，主饮、痰、寒、热、疟病。在这里还要区分弦脉的浮沉迟数及大和小，单与双，轻与重。寸脉弦紧多是头痛、胸膈多痰，以及寒热这些毛病会显现在左手关脉，胃寒心腹痛等表现在右手关脉，而尺脉有弦脉，则是有疝气，或脚拘挛等症。

"鼓阳至而绝曰石"，是说重按沉取有力，中取轻按不足的脉象，叫石脉。石，古代也读 dàn，代表分量，一石就是十斗。石脉，在脉象就是沉脉，对应北方肾。冬天，人的气机回收，正常的脉就是石脉。冬天，肾脉如果漂浮，就是冬不藏阳，就危险。

沉脉的体状诗是："水行润下脉来沉，筋骨之间软滑匀，女子寸兮男子尺，四时如此号为平。"这句是说，沉脉在筋骨之间，女子寸脉当为沉脉，男子尺脉当为沉脉，如此就是平和之脉。比如男子，尺脉当沉而且有根，绵绵不绝，不仅意味着性情沉稳，身体也当无恙。若把他的脉，飘飘忽忽，尺脉也浮上来了，那不仅意味着他虚阳外越了，还意味着他心中开始有一段小美了，也就是外有所爱了。男人嘛，表面上会不露声色，但演技上还是比不了女人，心中只要有小美，就会有马脚露出来，男人为阳，藏是藏不住的。脉象上就更藏不住了，好多事，瞒得了人，瞒不住气血。众人面前可以装，单独待着时就会喜形于色，动不动就傻乐一下，被女人瞥见，自然心中一惊。女人嘛，天生的间谍、演员，漫不经心的几句话，就把男人审得底掉了。所以，学中医，可能对当演员都有益处。

沉脉主里、主寒、主积，沉脉有力，主痰湿；沉脉无力，主气郁。沉脉依法于大地，近于筋骨，深深在下，沉极了就为伏脉。

沉脉主病诗："沉潜水蓄阴经病，数热迟寒滑有痰，无力而沉虚与气，沉而有力积并寒。寸沉痰郁水停胸，关主中寒痛不通，尺部浊遗并泻痢，肾虚腰及下元痌。"是说只要出现沉脉就主水蓄不动的阴经病，沉数主热，沉迟主寒，沉滑主有痰。寸脉沉，主痰郁，有水停胸。关脉沉，主中焦寒痛不通。尺脉沉，主浊遗并泻痢，以及肾虚腰痛。

3.阴阳不和

> 阴争于内，阳扰于外，魄汗未藏，四逆而起，起则熏肺，使人喘鸣。阴之所生，和本曰和。是故刚与刚，阳气破散，阴气乃消亡；淖则刚柔不和，经气乃绝。

这一段专门讲阴阳不和造成的身体问题。

"阴争于内，阳扰于外，魄汗未藏，四逆而起，起则熏肺，使人喘鸣。"这句翻译过来就是：阴阳失去平衡，致使阴气争胜于内，阳气扰乱于外，汗出不止，四肢厥冷，下厥上逆，浮阳熏肺，发生喘鸣。

"阴争于内，阳扰于外"，生命的所有问题都不过如此。五脏为阴，在里面交争。什么叫争？古代甲骨文"争"字就是这么写的，上面一只手，下面一只手，这两只手是相反的，中间是根棍子，两人争一根棍子就叫争。什么叫挣扎？争这一根棍的时候，力量不相上下，就叫挣扎。在生命里，正邪较劲就叫"争"。这时再有外邪扰动阳气，就会百病丛生了。

"魄汗未藏"，"肺神为魄"，肺又主皮毛，所以汗又称魄汗。此处是说，阴血交争于内，外邪又伤皮毛，人就会汗流不止。哗哗流汗为什么对身体不好？一是耗心肾，心肾被耗，人就胸闷气喘；二是影响肺胃，营养液等

273

就会流失；三是出汗过多，就有亡阳的危险。这也是反复用退烧药对小孩子的伤害，最后烧退了，不是病好了，而是没力气再烧了。如果病没有真正去掉，修复一个月左右，小孩子就又会烧起来，这就是让家长特别困扰的地方。学习《伤寒论》，就可以知晓很多对治小儿发热的方法，现在人呢，这么好的东西不好好学，还天天叫嚷着自己命不好，只要认中国字，就可以读《黄帝内经》，可以读《伤寒论》，这样还说自己命不好，就叫不知足。要想得到这个好，就一条路，好好学经典。

"四逆而起"，所谓四逆，"四"指四肢，四肢是阳气来回出入的地方，如果只出不回，就手脚发烫，就是阳气要冒了，此时需赶紧收摄阳气，宜白通汤之类。如果只回不出，就会手脚冰凉，就是四逆，此时法宜扶阳，如麻黄附子细辛汤、姜桂汤、四逆汤之类。

4.喘证

"起则熏肺，使人喘鸣"。手脚冰凉，则是阳气并于上而下降，阴气并于下而不升。阴并于下则脚寒，脚寒则胀也。阳气并于上则闭其清道，故鼻流清涕。肺液为涕，清者，肺寒之征，肺阳不足也。清涕久之，则为浊涕。浊者，乃肺寒逼出肺热之验。总的原因在于心肺之阳衰，而不能收束津液。此时如果一味用药宣散，就会越耗正气，鼻涕也会长流不休。肺为清虚之所，着不得一毫阴气，如果心肺之阳不足，就不能制止上壅的阴气，阴气上壅，人就呼吸喘促、咳嗽痰涌。这时如果治疗方向错了，就会伤肾，发为哮喘。凡是喘都是肾的事，肾不纳气则喘。也就是说，不懂原理的话，动不动就服药一年以上，可能会出现坏症。喘证为什么很多人觉得不好治，因为已经伤到根儿了，伤到肾了，重调元气法都不好用了。

中医认为，实喘责在肺，虚喘责在肾。怎么辨别实喘、虚喘呢？其实，这也是中医闻诊里面的技术活。实喘的病人，胸胀满，音声粗，气长而有余；虚喘的病人，呼长吸短，呼吸短促而又停不下来。实喘的人，出气不爽；虚喘的人，入气有哨音。实喘的人，有的是水邪上壅于肺，有的是痰饮壅滞在肺，治疗这些病症要么疏利上焦水湿，要么培土生金，使痰饮外宣；而虚喘为肾不纳气，治宜固摄，培元固本。

闻诊重要的一项，就是听呼吸。《难经·四难》说："呼出心与肺，吸入肾与肝，呼吸之间，脾也其脉在中。"所以听闻呼声，可以觉知心肺；听闻吸声，可以觉察肝肾；而听闻呼吸之间的停顿，可以判断脾胃。如果是病人，可以听闻其痰喘之有声无声，呃逆之新久轻重，声音之大小，气息之长短，以及呻吟谵语等，均属闻诊中的主要项目。再比如，燥邪干涩，或咳声不扬，或咳则牵痛，或干咳连声，或太息气短；化火则多言，甚则谵狂，其声似破似哑。湿邪重浊，声音一定低平，壅塞不宣，或默默懒言，或昏昏倦怠，或多嗽多痰，或痰在喉中漉漉有声，等等。

在这稍微说一下流鼻血的问题。小孩子流鼻血，要先看有没有外伤。

高血压和动脉硬化是中老年人鼻出血的重要原因，血管硬化是其病理基础。血压增高，特别是在便秘、用力过猛或情绪激动时，可使鼻血管破裂，造成鼻出血。但如果有些青年一见到美女就流鼻血的话，那真是由火旺而逼出的，同时会有口渴、喜欢饮冷、大小便不利等症状，这些可以用大小承气汤、导赤散等药。

还有一种是因为元阳久虚，不能镇纳僭上之阴邪，使得阴血外越，鼻血不止，甚至有吐血、齿缝血、耳血、毛孔血、便血等。这种唇舌淡白，人困无神的人主要是因为阳虚不能统血，所以这时要用扶阳收纳法，如封髓丹、甘草、干姜之类。对初学者而言，一定要掌握阴阳实据，万万不可见病治病，误人性命也。所谓"见病治病"，在流鼻血的人里我见过一位，只要她流鼻血，医院就用烧灼法给她止血，即用激光烧灼出血点，压在出血点处片刻直至局部形成白膜。如此几十回后，她整个人都虚掉了，吃过中药后才把这局面转变过来。

"阴之所生，和本曰和。是故刚与刚，阳气破散，阴气乃消亡；淖则刚柔不和，经气乃绝。"

这段翻译过来就是：阴之所生化，与性命之本相和，就是正常。如果阳上加阳，就会造成阳气破散，阴气亦必随之消亡；倘若阴气独盛，则寒湿偏胜，也是刚柔不和，经脉气血也会败绝。

所谓"刚与刚"，好比说强硬对强硬，阳上加阳，这样就会造成"亢龙有悔"，如此阴气也随之消亡。民间有所谓"火神"，动辄喜欢上大附子200多克，则难免刚与刚，如此"大火之气衰"，阴气亦消亡。

"淖则刚柔不和，经气乃绝"。淖，好比沼泽，沼泽又如同湿地，过湿，则也是阴阳不和。过湿，则需要阳气化；过干，则需要阴精填，如此，则耗散经脉气血。生命就是这样，太高亢了不行，太低沉了也不行，就那个刚刚好，最难得。这也是生命之道讲究中庸之道的原因。

5.断生死

> 死阴之属，不过三日而死；生阳之属，不过四日而已。所谓生阳、死阴者，肝之心，谓之生阳；心之肺，谓之死阴；肺之肾，谓之重阴；肾之脾，谓之辟阴，死不治。

这段翻译过来就是：属于死阴的病，不过三日就要死；属于生阳的病，不过四天就会痊愈。所谓生阳、死阴，指的是假如肝病传心，为木生火，得其生气，叫作生阳；心病传肺，为火克金，叫作死阴；肺病传肾，以阴传阴，无阳之候，叫作重阴；肾病传脾，水反侮土，叫作辟阴，是不治的死症。

"死阴之属，不过三日而死"这部分，我自己有点没弄清楚，咱们可以推一下，比如说阴是按克走，按文中所讲的例子，"心之肺谓之死阴"——从心病传到肺病，之，在此处为"到……去"，为火克金，叫作"死阴"。火克金，金又克木，木又克土，土又克水，最后水克火，逢其所克则心死。如果不算火克金和水克火，那确实是"三日而死"。

如果学习经典时，里面有一段我们没看懂，也解释不了，怎么办？千万别不懂装懂，可以跟大家商榷。翻译没关系，但讲解就不同了，必须要解释为什么"死阴之属，不过三日而死"？如果古代遇到这样的问题，会在旁边加上"阙如"二字，此典故出自《论语·子路》：子曰："君子于其所不知，盖阙如也。"即不懂的存疑而不言之意。但现在的很多人呢，做学问时，会把不懂的地方删掉，或者说此处为衍文，即多出来的不必要解释的部分，甚至胡解释，那就不厚道了。

咱们再看"生阳之属，不过四日而已"。已，就是病愈的意思。什么叫"生阳"呢？按文中的例子就是"肝之心谓之生阳"，也就是走相生的路径，木生火为生阳。木生火、火生土、土生金、金生水、水生木，如果把木生火这日刨去，但水生木这天要算上，因为这是活过来的日子，如此，倒真是"四日而已"。

为了解释"生阳、死阴者"，这里举了四个例子：从肝病传到心，谓之生阳；从心病传到肺，谓之死阴；从肺传到肾，谓之重阴；从肾传到脾，谓之辟阴，死不治。

头两个咱们讲过了，在此，讲一下重阴和辟阴。"肺之肾"，是说从肺走到肾，是重阴，这句也得"阙如"，在这只能谈一下我自己的看法，因为《素问》《灵枢》等经典对此都没有更多的解释。从肺病传肾病，直接传，是母子相传，肺金为肾水之母，母壮子肥，母衰子亡，五脏虽都为阴，但其中还是有偏阴、偏阳之分，其中肝心偏阳、脾肺肾为阴。因为是以阴传阴，无阳之候，故叫作重阴。肾病传脾，属于肾水反侮脾土，《黄帝内经》给这种反侮起名叫"辟阴"，是不治的死症。

《黄帝内经》讲到第六、第七篇时，出来一个断生死的问题。比如"死阴之属，不过三日而死；生阳之属，不过四日而已"。后面的篇章里，这样的说法更多。但中国历史上最吓人的就是华佗了，总是铁口断生死。所谓铁口断生死，是说华佗经常见了某人后，会说，你赶快回家，两天以后夜里几点你就会死，死的时候当吐舌数寸。连死相都告诉你，而且没有断不对的，全都能断对，太吓人了。比如《华佗传》曰："县吏尹世苦四支烦，口中干，不欲闻人声，小便不利。佗曰：'试作热食，得汗则愈；不汗，后三日死。'即作热食而不汗出，佗曰：'藏气已绝于内，当啼泣而绝。'果如佗言。"就是死时什么样都不会说错。还有个人大病已愈，找华佗诊脉，华佗说："尚虚，未得复，勿为劳事，御内即死。临死，当吐舌数寸。"病人的妻子听说丈夫病好了，就来省亲，并行房，果然没几天病人就死了。这一点确实是大病初愈者的忌讳，因为还没养起来，行房大耗元精元气，救都没得救。还有个叫梅平的军吏得病了，回家途中遇到华佗，华佗说："君早见我，可不至此。今疾已结，促去可得与家相见，五日卒。""应时归，如佗所刻"。原先我以为这些是假的，后来一看《黄帝内经》就讲这些。所以说"知死生之期"，绝非虚言，学中医真是学到顶级了就是巫，绝对能断人生死。

关于中医能否推算死期的问题，建议大家去找个电影看。《黄连厚朴》，特别有意思的一个电影，我这个很少看电视的人居然跟这部电影很有缘，只要电影频道放这部电影，我就正好能看到，更有缘的是，后来我有个帅帅的老病人，居然是这部电影的大导演！让我异常惊喜。

我只说下电影里跟中医有关的这部分。这篇不算影评，只是以事论事。

电影讲一个清代御医的后人，当然啦，也是老中医了。某日来一有钱的客人，说慕名前来把脉，但这期间呜呜喳喳、大声喧哗，令老中医很厌烦，勉强把脉后，老人一语惊人，说这位老板七天后深夜两点左右会死掉。老板既惊且恨，说了一句："天气预报还有不准的时候哪！"于是打赌说七天后请老中医到北京饭店吃饭，并当场甩出一万元当这次的诊费。没想到老爷子一句"我从来不收死人的钱"，给怼了回去。至此，悬念已生，这电影呢，就是拍这七天内的故事。我长话短说，这七天内老板曾因醉酒发病一次，请老爷子的儿媳看的，回来后，老爷子只淡淡地问了儿媳一句：用黄连厚朴没有？儿媳答，只是宿醉，没用这两个药。大概按老爷子的意思，若上了黄连厚朴，此人的危象当得一缓，黄连祛心中邪火，厚朴宽胸，对心脏疾患有缓解之效。

第六日中午，老板再次登门，表面上是来谢儿媳，实际上是想让老爷子改嘴，于是老爷子又给他把了回脉，说："今晚还是得死，要想活，这会儿住到医院去吧。"可见此人将死于心梗。那人当然是拂袖而去了。结果呢？当然是那人死掉了……

难怪这部电影当年都没卖出去，如此神奇的故事，谁信啊？！现在，大家多少懂些医理了，老爷子的解释大家就能听懂了。老爷子的解释是：心对应五行中的火，那日我见此人，动作夸张，夸夸其谈，实为心气盛而神外越，宜用黄连泻心火。给他号脉，脉象却沉濡虚滑（此处我怀疑编剧说错了脉象，至少没说清楚。等大家听到《素问》第七篇就明白了，那一篇专门讲脉法），是肾来乘心，水克火之象，属于大不治。观其色，面色赤，已属于虚阳外越，然额上发迹已经黑云笼罩，并且黑色至鼻梁，处全肉颧（望诊这段说得对），这样的心病患者应死于与肾对应的壬癸日丑时，也就是半夜两三点钟（这段说法也有问题，但肝肾同源没问题，最后死于肝经当令，也是说得过去的）。其人若能戒酒色，还可以用黄连泻心汤加厚朴救一救（此处应回阳救逆，黄连泻心汤加厚朴早用还可，此时已不管用。但御医系统讲究先保自己的命，所以用黄连泻心汤加厚朴比用回阳救逆的四逆辈要安全得多），但这期间还醉酒一次，便无力回天了。

所以说，中医的断生死，并不是虚话，一切都是有理有法可以推断的。有人会说："老爷子干吗见死不救啊？"关键是那人不信，也没向老爷子求助啊！要不说得"求医"呢！人家不求，你臊眉耷眼地往前冲，也是自取其辱。真可惜，此人白白两次错失良机，最起码，最后老爷子让他晚上住到医院去，若真听话了，也能救自己。

人啊，都各有各的我执，性命攸关，有什么放不下的呢？听话，就这么难吗？！

八
——
各种病证

结阳者，肿四支；结阴者，便血一升，再结二升，三结三升；阴阳结斜，多阴少阳曰石水，少腹肿。

二阳结谓之消；三阳结谓之隔；三阴结谓之水；一阴一阳结谓之喉痹。

阴搏阳别，谓之有子；阴阳虚，肠澼死；阳加于阴谓之汗；阴虚阳搏谓之崩。

三阴俱搏，二十日夜半死；二阴俱搏，十三日夕时死；一阴俱搏，十日死；三阳俱搏且鼓，三日死；三阴三阳俱搏，心腹满，发尽，不得隐曲，五日死；二阳俱搏，其病温，死不治，不过十日死。

1.肿，就是阳虚

结阳者，肿四支；结阴者，便血一升，再结二升，三结三升；阴阳结斜，多阴少阳曰石水，少腹肿。

这段翻译过来就是，邪气郁结于阳经，则四肢浮肿，因为四肢为诸阳之本；邪气郁结于阴经，则大便下血，因为阴络伤，则血下溢，初结一升，再结二升，三结三升；阴经阳经都有邪气郁结，多阴少阳之时，就会发生"石水"之病，少腹肿胀。

"结阳者，肿四支"。现在四肢肿胀的人特别多，有的人，一到晚上腿和脚就肿了；有的人，早上起来手就胀了，这就叫"肿四支"。原因在于"结阳"，就是邪气郁结于阳经，凡是肿必是阳虚。肿胀是水湿不化，唯有阳气可以化水湿。有些人虚胖，总想祛湿，而不知不壮阳气，就解决不了根本问题。壮阳气又靠吃饭、睡觉和锻炼，所以好像就跟减肥唱了反调，如此，便没个了结。《黄帝内经》篇篇都在讲中医思维，掌握了中医思维，防病、治病的方法就丰富了。

中医思维的第一条就是辨阴阳，好比女侠、女仙这两个概念，女侠就是阴中有阳，而且阳还很突出；女仙就是阴中之精华，与阳没有多大关联。

肿就是阳虚，一按一个坑，肌肉气血都成沼泽泥坑了，如果补，是补不进去的。酸，就不一样，是阳气不足以运化，所以，酸，只要揉一会儿就好些，帮助阳运化，阴就能动一动。

还记得在《金匮真言论》里讲的那个两眼肿如桃的富家公子吗？为什么给他看病的老人家吓唬他说要死了呢？其实，他一定不只是眼睛肿，还会头痛欲裂、气喘促，面、唇青黑的样子，确实也离死不远了。如果分析原因，这个毛病在于：本来藏于丹田的先天真阳，这时攀缘肝木而上行，欲从眼睛脱出了。这当然很危险。真阳上冲，肝脉在顶巅，所以会头痛欲裂。

肝开窍于目，故眼睛肿如桃。气喘促，是阴邪瘀阻清道，上下无法相接。面、唇青黑，就是一团阴气。老人让他狂拍脚心，是引火归元，用药宜用四逆辈回阳祛阴。

再说头面忽然浮肿，这种人脸色青白，一闭眼就觉得身体发飘，并且总想睡，又睡不着，这是怎么回事呢？这个也属于阴气太盛，逼元气外发，所以青白浮肿，身体发飘。总想睡，又睡不着，在《伤寒论》里属于少阴证"但欲寐"，也是心肾大衰的表征，此病宜收潜元阳才是。

有人不是头面肿，而只是两唇肿且厚、色紫红，口渴、喜热饮，午后畏寒，小便清长，大便多次溏泄，脉无力，是什么原因呢？

两唇属脾胃，肿而色紫红，一般人会认为是胃中实火，其实不是。实火一定有舌黄干燥之象，而且口渴一定喜饮冷，小便必短，大便必坚，且午后不畏寒。大凡午后畏寒，都是阴盛阳衰。又大便多次溏泄，就是土气不实。脉无力，就应当唇白，今不白而反紫红肿厚，就是阴盛逼出脾胃之阳。所以还是要收纳阳气，可以用附子理中汤。

全身面目浮肿的，要细细分析。比如脾土虚，不能克水，而水气泛滥，叫水肿。如果脾土太弱，不能伏火，火不潜藏，就会真阳之气外越，也会周身浮肿，叫作气肿。解释一下什么叫脾土太弱，不能伏火，火不潜藏。农村小孩煨土豆会用一个方法：先挖个坑，把坑里烧热，把土豆放进去，再盖上土，让火之余热把土豆煨熟。这也可以比喻火与土的关系，火，如果没有土，就会散漫，这也是中医所言"中气不足，元气散漫"之意。如果中土虚弱，下焦阴气上下四窜，就会通身浮肿。所以治病不必"见肿治肿"，知其土之弱，不能制水，即大补其土以制水；知元阳外越，而土薄不能伏之，即大补其土以伏火。这就是治疗全身虚肿的秘诀。

关于耳朵肿痛，原因可能有以下几种：一是肝胆风火。胆经走耳后，两耳后红肿热痛，时见寒热往来，口苦咽干者，法宜和解，小柴胡汤治之。二是愤怒抑郁伤了肝气。同时还有两胁胀痛，喜欢大出气，宜疏肝理气为主。三是有肾阳虚而阴气上攻。阳虚的人，阴气必盛，阴气盛就会上腾，就会出现牙疼、龈肿、口疮、舌烂、齿血、喉痛、大小便不利之病。四是有肾水衰而火邪上攻。第三条是肾阳虚，这一条是肾阴虚，肾水衰微，两尺脉必浮滑，唇口黑红，口中觉咸味者多。宜金匮肾气丸或桂苓术甘汤。

关于牙齿肿痛。除去小儿换牙、长牙，青春期智齿等，一般人也是元气外越不能潜藏的原因。而且明显有上热下寒的问题，最好以回阳、交通上下为主。方用白通汤、四逆辈。

还有妇女病后出现两乳肿痛，不思饮食。关于乳房，我们在《曲黎敏精讲〈黄帝内经〉一》中详细解释过，乳房走胃经，乳头属肝，乳盘属胃，所以乳房病变以肝胃为主。两乳肿痛也是阴盛而逼迫元气发于肝、胃。大凡人生病后，重伤其阳，阳衰阴盛，若乳头不肿，病在胃；乳头独肿，病在肝。治法都是回阳、纳气、封髓、潜阳诸方。如果多头疼身痛、红肿痛甚、剧痛等实证，并有口渴之症，才可用行气、解散之法。

最后讲一下两脚浮肿至膝。曾在医院见过这等病人，双腿双脚如冰，人身上、中、下三部，当是一团真气布护，如见此症，又不遇中医，基本预后不好。人体下部属肾，肾通于两脚心涌泉穴，这是先天之真阳寄存之地，阳气充足，则阴气全消，百病不作；阳气散漫，则阴邪立起，浮肿如冰之症即生。唯有中医讲究元阳、元气，如果此时能够交通上下，阴阳互根，浮肿、冰冷自然消退。把脉后，若病在厥阴，可用"当归四逆加吴茱萸生姜白酒汤"。病在少阴，白通汤主之，姜、附、葱、人尿合用以温通，使下焦阴敛阳藏，脚膝得暖而浮肿立消。

还要讲一下胀与肿的区别，胀，从气，按之外实而内空；肿者从血，按之内实而外亦实。治胀者，从养气、补气、收气治，最好同时养血；治肿者，从活血、行血、破血，最好同时行气。这就是中医，脑子要活，不可以天天认死理。

2.五苓散

"结阴者，便血一升，再结二升，三结三升；阴阳结斜，多阴少阳曰石水，少腹肿。"

即邪气郁结于阴经，太阴结，则脾不统血，就会便血；久之，阴经络脉也伤了，则初结一升，再结二升，三结三升；阴经阳经都有邪气郁结后，阴邪盛，阳气衰，就会发生"石水"之病。所谓"石水"，即水邪坚凝，阳结于上，阴结于下，阴盛阳衰，故少腹肿。

关于少腹肿，也当细细区分。少腹即小肚子。阴结于下，就是上下不交通。尤其女性的小肚子肿就是带脉不通。女子重在带脉，带脉一定要通，所以没事就转腰、磨腰，特别重要。比如有蓄尿症，此病就是小腹满，小便短赤，常不通，还口渴，这是膀胱被寒气约束，太阳气被憋，气机不能运转，则所储之水不能出，势必上涌，致使小腹胀满。

《伤寒论》中有五苓散。五苓散是一个非常有趣的方子。《伤寒论》说："太阳病，……若脉浮，小便不利，微热，消渴者，五苓散主之。"其中共五味药。猪苓通淋消肿满，除湿利小便，助阳利窍，功专于行水，凡水湿在肠胃、膀胱、肢体、皮肤者，必须以猪苓以利之；泽泻性既利水，而泻中又复有补，引火下行；白术祛湿，利腰脊；茯苓渗湿。猪苓、泽泻、白术、茯苓都是祛湿利水药，用来治疗蓄尿症好理解，可是用桂枝，大家就不明白了。不知恰恰桂枝是此方中的眼。我们先前讲过桂枝最首要的意义是通心阳、调营卫，是太阳经的主药。此证亦在太阳膀胱，无阳气之推动，诸水不行，故此方有桂枝方有良效。此处不仅要放桂枝，而且还要加倍放，方能化太阳之寒气，气化一行，小便得出，病亦立解。

少腹满还有蓄热症，这种病小腹不太肿胀，但依旧口渴溺赤，这是因为寒邪入腑，逼出热来。既然已经有热，可以从五苓散中拿出桂枝，用滑石以清利其热。热邪一去，腑自立安。

少腹满还有蓄血症，因为有瘀血，所以小腹硬满。这个也是寒邪入腑，阻其太阳之气机，可以在五苓散中，加一二桃仁、红花，最好是病从小便走，即可转危为安。

所有的肿，还要注意一个关节的问题，如果关节不通利，消的肿就没有去处。肺主治节，也包括肺气对周身关节的作用，全身之气统领在肺。所以，在治疗肿胀的问题上，不要忽视肺的作用。

如果是按摩，除了转脚腕，还有一个就是摇晃膝盖。摇晃膝盖的要点，五个手指要掐住大关节，按住膝眼，慢慢按摩。还有大腿根关节，自己没事也要常转一转，这些都叫导引。所谓导引，就是通过一些做法让气机动起来。活动脚腕、活动膝盖、活动胯，对周身阳气运转有好处。

别以为治肺就是盯着两个肺叶，把所有的关节都打开就对肺有好处。小孩子为什么老得肺病，老咳嗽？就是因为被拘住了，成天到晚佝偻在那，肺气永远是不宣的。压力，先影响肺与心，然后是后背疼，就是五脏虚。其实，人的病，都是自己作出来的，是你自己天天带着身子满街跑，所以病不是别人给的，是你自己作出来的，最终还是得改变自己。

为什么一锻炼，一活动，人的身体就能好一点？说个故事，我有一朋友，被人拉去美容院测细胞活力，一测，被告知细胞活力极差，都僵僵地不动。这朋友转身就走了，在外面跑了一大圈后，又回来做检测，所有人都吓一跳，问她吃什么药了，因为所有细胞都活跃如少年。所以，我们还是动起来吧！

"结阴者，便血一升，再结二升，三结三升"。古代一般把肿瘤说成瘀血，"便血一升，再结二升，三结三升"，其实就是瘀血变大了。太阴脾和肺，阴邪凝聚，失去了统血的能力，就会便血。

3.还是阴阳

> 二阳结谓之消；三阳结谓之隔；三阴结谓之水；一阴一阳结谓之喉痹。

这段翻译过来就是，邪气郁结于二阳（足阳明胃、手阳明大肠），则肠胃俱热，多为消渴之证；邪气郁结于三阳（足太阳膀胱、手太阳小肠），则多为上下不通的隔证；邪气郁结于三阴（足太阴脾、手太阴肺），多为水肿膨胀的病；邪气郁结于一阴一阳（指厥阴和少阳），多为喉痹之病。

"二阳结谓之消"。二阳指阳明，手阳明大肠结则燥，足阳明胃结也是燥气。血燥生风，则为消渴。阳明郁结，最大的问题是中气不通达。中焦不动，下焦的气上不来，上焦的气下不去，这样，就会浑身无力。

"二阳结谓之消"，所谓消，指消渴。我国古代把"消渴"分为"上消""中消""下消"。《陈修园医书·医学实在易》中说："上消者，口渴不止也，治以人参白虎汤；中消者，食入即饥也，治以调胃承气汤；下消者，饮一溲二也，治以肾气丸。"在《阴阳离合论》中我讲过糖尿病，大家可以参阅。

《黄帝内经》说："阳明之上，燥气治之，中见太阴"，"胃足阳明之脉，……是主血所生病者；大肠手阳明之脉，……是主津液所生病者"。因此，如何疏导燥邪而变为燥气，恢复阳明经脉，才能恢复气血津液的功能。津液，就是人身的真水。真水不会自生，也不是靠滋阴的方法和药物所能生的，而是在真火的作用下生出的。根据"阴阳互根"的原理，真火来自元精，元精来自水谷精微的积累，水谷精微来自脾胃对外来饮食的运化，任何饮食和药物都需要经过脾胃的消化和小肠的吸收，最后还要经过疏通的经脉血脉才能变为元精被储存到"丹田"中，继而变成真火、真水。所以，治疗疾病，都必须首先从"疏通经脉、恢复生机、发挥脏腑功能"这一点入手。所谓阳虚，不过是指由于真阳元精不足所导致的"脏腑生发功能虚弱"；而所谓"阴虚"，是指由于真阳元精不足所导致的"脏腑收敛功能虚弱"，绝对不可以认为是有形的"阴液不足"。

4.大小便的问题

"三阳结谓之隔"。三阳，指太阳。手太阳小肠结则大便干，足太阳膀胱结则小便涩。下窍不出则上窍不入，如此，便是"隔"。

所谓"结"，阳主散，阴主结，凡是凝聚的病都跟阴结有关。手太阳小肠结则大便干，大便不利，有如羊矢一段段的样子，其实是小肠的样子，就是从小肠那儿就结住了，一般都认为火大，归其原因，是阳不化阴，所以就是阴结。

大便不利，有热结与阴结的不同，阴结就是阳虚，即下焦阳虚，不能化下焦之阴。会腹痛、舌青、食少，可以用四逆或甘草干姜汤。如果其人烦躁异常，现黄白舌苔，口臭气粗，大便不利，则属于热结。宜养血、清热、润燥，麻仁丸主治之。

膀胱结则小便涩，只要下窍不出，上窍一定不入，所以会上面口渴而下面小便不利。主以五苓散，以化太阳之气。气化一行，小便即利，邪亦可从此而出。小便不利，也分实证、虚证，实证小便量少，热赤，频急而滴沥不畅，甚至尿闭不通，小腹胀满或疼痛，口渴，便秘，苔黄腻，脉滑、数，宜养阴、清热，导赤散主之；虚证小便滴沥不爽，排出无力，甚或不通，面白、腰冷、舌质淡、脉沉细，宜补肾温阳通窍。

我曾见过一个20岁左右的漂亮男孩，常年腰酸背痛，小便不利，其母带他寻遍名医，多补肾壮阳，也无良效。其母又急又恼，认为孩子是装的。我把脉后告知其母，这孩子确实不是装的，已然举而不坚，有阳痿早泄的问题了。孩子此时才哭着说，每次小便都有精液随之而出。我当时还问这孩子，要有女朋友就先分开吧，要不把女朋友都毁了。男孩说，如今一年才有一次性生活呢。当时我真的大吃一惊，心想现在的男孩子怎么都弱成这样了！看来以后找女婿真得先让医生把把脉。

他的毛病，属于阳气大衰，不能约束精窍，致精窍与尿窍同走一个道。两者的区别在于：尿窍易启，只要心气下降，即开而溺出；精窍封锁严密，藏于至阴之地，非阳极不开。现如今，此人小便后有精不断，一定是先天略有不足，且过耗而阳虚，过早开始房劳，损伤了真气，于是丧失了封锁精窍的能力，当心火下降，小便窍开，而精窍亦与之俱开。治疗此证不在于添精补髓，而是要大补元阳，使心肾交通。同时嘱咐其一定要节欲一年，服20服药后，开始跑步锻炼，方能慢慢强壮起来。

"三阴结谓之水"。三阴，指太阴，足太阴脾结则湿，手太阴肺结也是辛金化湿，土湿不克水，则胀。

治疗水湿之证，《伤寒论》里有两个名方，一是苓桂术甘汤，一是肾着汤。苓桂术甘汤，我们讲过了，这次讲一讲肾着汤。

肾着汤，《金匮要略》曰："肾着之病，其人身体重，腰中冷，如坐水中，形如水状，反不渴，小便自利，饮食如故，病属下焦，身劳汗出，衣里冷湿，久久得之，腰以下冷痛，腹重如带五千钱，甘姜苓术汤主之。"大家看，这段写得多详细，什么叫肾着病呢？身体重，是因为湿而重；腰中冷，冷得好像坐在冰水里；腰以下冷痛，腹重如带五千钱，这是在形容腰部坠胀的感觉；不渴，渴与不渴，是伤寒中很重要的辨证之一，口干，是少阴病，不渴，又叫"口中和"，是太阴病。能服用肾着汤的人，一般是中气不足，特别容易感受外邪，太阴与肾相连，湿邪不消，就流入肾，阻碍其运行之机，故腰痛，定见四肢沉重，常觉内冷，阴雨天更甚，腰重好似悬坠重物。治疗方法就是温经除湿，湿去而腰痛自然痊愈。

肾着汤，就四味药，甘草、干姜、茯苓、白术。专门祛除腰间湿邪，是温中除湿的方子。此等腰痛，是由于湿邪困脾，脾湿太甚，流入腰之外腑，阻其流行之气机，从而产生疼痛。方中以白术为君，燥脾去湿，又专利腰脐之气。茯苓甘淡渗湿，又能化气行水，导水湿之气从膀胱出。用干姜之辛温以暖脾土，土气暖而湿立消。甘草可以缓和疼痛，增加土克水之功。方中全非治腰之品，专在湿上用功。所以初学者切不可见腰治腰，同样是腰痛，因湿而病，用肾着汤；因寒，也许会用到麻黄附子细辛汤；因经络受风湿邪气，可能会用到附子汤，一定要察病之因，方能用好良方。

经常有人在网上求方子，不是不愿开方，如果对方写得明确，比如舌象、二便及睡眠情况，病症、发病时间等都写得很全，其实就是不把脉也能知大概，方子开出来也会很有效，但不见得是最有效的。因为只有见到本人，才能发现他最核心的秘密，以及导致疾病的真正原因，并通过把脉找到最对证的方子，这样，病人服药后才能最快地产生效验，也会对中医起信念。

"一阴一阳结谓之喉痹"。一阴指足厥阴，足厥阴肝结则乙木不升；一阳指足少阳，足少阳胆结则甲木上逆，清道堵塞。

只要是嗓子有问题，基本都是足厥阴肝经的问题。古人称高大挺拔的大木为甲木，称弯弯曲曲的荆棘为乙木。甲木彰显"木曰曲直"中的"直"，乙木彰显"木曰曲直"中的"曲"。足厥阴肝结则肝之生发的特性减弱。足少阳胆结也会使肝木条达之性被憋，堵塞清道。清道，气管为清道，食管为浊道；鼻腔为清道，嘴巴为浊道。所以，清道堵塞，声音嘶败，鼻腔拥堵。这两个毛病都是大毛病，因为人体就是个大腔子，清道主气，清道堵塞了，人的气机就衰败了。

我们出生是因为肝气足，所以握固出生；肝气绝，则撒手而去。所以肝经的毛病都跟生死相关，嗓子这块出问题了，也许是我们生命最深处的问题。比如少阴头痛，热气上蒸，头胀痛而咽喉干、小便赤、少气懒言、肌肤干燥，法宜养阴，宜黄连阿胶鸡子黄汤，属于"润燥救阴"；若头痛脉微欲绝，身重，但欲寐、懒言、咽喉干而口不渴，宜麻黄附子细辛汤，属于温经散寒、扶阳抑阴。

少阳主管清道，耳朵、鼻孔、眼睛，这些都属于清道。就肝胆而言，浊道归肝，清道归少阳胆，同时，肝胆又是夫妻。比如说耳鸣，虽然是清道出问题了，但虚证蝉鸣也是肝血不足；轰隆鸣则属于实证，是胆气上壅。

5.温柔敦厚而养胎

> 阴搏阳别，谓之有子；阴阳虚，肠澼死；阳加于阴谓之汗；
> 阴虚阳搏谓之崩。

这段翻译过来就是：此阴脉，指尺脉，尺脉搏动有力，与寸脉有明显的区别，这是怀孕的象征；阴阳脉俱虚，指尺脉、寸脉俱虚，而患痢疾的，日日消耗，则为死症；阳脉凸显于阴脉之上，即尺脉出现浮滑，就是阴虚火盛，当多汗，收摄不住。阴虚阳搏，即尺脉已虚；而阳脉（寸脉）有力的，属于火迫血行，在妇人为血崩。

"阴搏阳别，谓之有子"。此处"有子"指怀孕。孕脉不是病脉，婴儿如同大阳物，阻隔中下焦，所以阴脉（尺脉）搏动有力，且与阳脉（寸脉）有明显区别，但这种阴脉搏动有力的象，应当圆润、和缓，不是病脉。妇女怀孕后，吃不下饭、呕吐等都与中焦阻隔有关。

我们之所以活得健康，就是因为我们能吃，同时还得能化，化食物，也得调元气上来化，所以人吃完饭就会犯困，因为元气都调到中焦化食物，大脑便有点营养不足。人为了自保，就犯困，所以吃饭也是个力气活。怀孕了呢，胎儿从本性上就自私，跟母亲抢营养，所以孕妈妈若吃多了，调元气来化食物的话，小胎儿就不干，因为他更需要元气元精，于是孕妈妈无力化食物，只好恶心呕吐以自保。所以不太强壮的孕妈怀孕之初，会有两个现象，要么呕吐，要么嗜睡，其实都跟中焦阻隔有关。怀孕时安静、多睡，就养胎儿。

怀孕初期，气机内收，表就虚，人也许会有感冒症状。这时候怎么办呢？干姜葱白煮水喝了以后，泡泡脚，大睡一觉，也就好了。

现在妇女怀孕，要有强大的心理素质，因为各种检测、各种说法会令人心神不安。比如误服药后的畸形，唐氏儿、脊柱裂等，这也是我写《黄帝内经·胎育智慧》这本书的原因，我也是当年被恐吓过，都快生了，还被要求去检查一下有没有脊柱裂！我当时的反应是，医院要想检查收费没问题，但对孕妈妈不要说这种吓人的话，因为缺乏人性关怀。再说了，要有问题早就说了，B超里都看见孩子在妈妈肚子里的形象了，还用这种冷冰的术语吓唬人，就不人道了。同时，做母亲的一定要沉着，遇到这种事，就不要跟丈夫说了，男人和女人不一样，男人未见到孩子时，没感情，若真听说孩子有病，可能就不想要这个孩子了。女人就不一样了，孩子再有病，也是自己的骨肉，也让母亲无限怜惜。我有个朋友天天给病弱的小孩扎针，她怀孕时就说不怕生有病的宝贝，因为有病的小孩更依恋母亲，我当时被这种母爱感动不已。

我曾见到一个母亲，属于高龄初产，在快要生产之时，被医院告知可能会生个痴呆儿。于是这个母亲天天啜泣，而她丈夫却当着她的面，天天联系收容残疾儿的育婴堂，想着孩子一出生就送走，甚至婆家意见一致，都不打算要这个孩子，于是这个母亲顿觉孤苦无依。最后，孩子出生了，是个漂亮的男孩,且健康聪明。但女人与丈夫及婆家已因此结怨,孩子长大后,女人把这件事告诉了孩子,孩子为了证明自己,异常用功,各项都要争第一,更因为过度焦虑而来问诊。我批评了泪眼婆娑的母亲,并告知男人和婆家本性如此,谁也接受不了痴呆的孩子,所以不必因此结怨。事情已经过去多年,男人和婆家内心一定为先前的举动惭愧,她一味记恨,自己也不痛快,更对孩子成长无益。经过几次劝说和吃药,母亲和儿子才与父亲修好。可见良言一句三冬暖,为医者,一定要顾念病人苦楚,语言要三思而后行。

一些怀孕期间出现的病,中医有良效,比如晨呕、孕期咳嗽、胎不下等,甚至胎儿先天性心脏病,通过母亲服药都会好转。但有些就无力回天了,比如唐氏儿的问题。

还有人问,怀孕三个月前适宜多做 B 超吗? 一般怀孕三个月前不宜多做。中医认为三月前为胚,三月后才为胎。胚虽弱小,但意义重大。再,怀孕期间忌情绪波动,尤其是早期,小胎儿是有灵性的,他喜欢安静温柔的环境,所以可以多听《诗经》,以其温柔敦厚而养胎。再,怀孕期间有性梦为正常,无须多虑。不用动不动就跑医院,只正常建档即可。总之,怀孕前三个月一定要静养,杂事一律放下,以自己为重,但也不能太娇气任性。

6.郭玉之看病四难

"阴阳虚,肠澼死"。阴脉虚指尺脉虚,属于下无收摄之力,阳气脱;

阳脉虚指寸脉虚，属于君火不明，肺心衰。上下俱虚，再兼肠澼，也就是泄泻痢疾等，消耗日久，人就无救了。

下面收不住就是阳气脱。其实对待拉稀这件事都应该小心点，常年拉稀一定要看病，因为常年腹泻会把营养都拉掉了。常年盗汗也一定要看病，因为常年盗汗已不是一个阳气虚的问题了，而是阴阳俱虚。这些全是大病的前兆，因为属于阴阳俱虚证。

还有，情绪过度紧张，也会造成大小肠的问题。

有位领导，腹泻二十年，看遍天下名医，都没看好这个病。他是领导，名医给他上的通通是补药，但这根本就不是补的问题，而是要发挥阳气的固摄作用，以及阳明燥火的作用。阳明燥火盛时，人就大便干燥；阳明燥火虚时，人就拉稀，再有情绪过度紧张，腹泻就止不住了。

还是讲个故事吧。古代有个名医叫郭玉，医术高超，给穷人看病，又快又好。可是每给官宦及嫔妃治病，都疗效不好，皇帝只好让嫔妃们穿上破旧的衣服，住到普通人住的房子里，郭玉通常只扎一针，就治好了。皇帝就问郭玉，这是什么原因。

郭玉对曰："医之为言意也。腠理至微，随气用巧。针石之间，毫芒即乖。神存于心手之际，可得解而不可得言也。夫贵者处尊高以临臣，臣怀怖慑以承之。其为疗也，有四难焉：自用意而不任臣，一难也；将身不谨，二难也；骨节不强，不能使药，三难也；好逸恶劳，四难也。针有分寸，时有破漏，重以恐惧之心，加以裁慎之志，臣意且犹不尽，何有于病哉？此其所为不愈也。"

郭玉回答说："所谓医，有只可意会不可言传之意，因为人的身体构造最为微妙，要随气血运行的规律施用巧妙的针术。用针之时，稍微有失误就会酿成差错。用针之神妙，全在于医生的心手之间，此中道理只可意会而不能言传。有钱人、尊贵的人都居高临下，一派倨傲，我内心惊恐畏惧，自然无法心神凝聚。在这个治疗过程当中，有四种难处：他们自以为是而不信任我，这是一难；他们平时保养身体不小心谨慎，欲念深重，这是二难；他们筋骨不强健，不能根据病情来使用药物，这是三难；他们好逸恶劳，不愿劳动，这是四难。针刺深浅各有分寸，用针之时若有禁忌，再加上我怀着恐惧的心理和谨小审慎的顾虑，我的恐惧审慎之意尚无尽止，哪里还有什么心思用在治病上面呢？这就是贵人的疾病不易治愈的原因。"

我们做任何事情，都不要忽略人性。医之为言意也，总想着挣钱也分心神。为什么医生的诊费最好是规定好的，我帮你驱病，你助我生活，谁也别欠谁的。

这世上啊，最好谁也别养谁的贪心，只拿自己应该拿的，什么都留点余地，给子孙后代留着点。在虚名虚利上争个你死我活，就更没必要了。我反复说，人生苦短，一定把力气用在喜欢的事情上，这辈子能带一爱好走，下辈子都不愁玩的。

7.阳加于阴，谓之汗

"阳加于阴，谓之汗"。就是阳脉凸显于阴脉之上，即尺脉出现浮滑，就是阴虚火盛，人就会自汗不止。盗汗叫阳不入于阴，大汗亡阳，就会出现猝死。

"阴虚阳搏谓之崩"。阴脉，即尺脉已虚，而阳脉（寸脉）有力的，属于火迫血行，在妇人为血崩。阴脉虚，指脾虚，不统血；寸脉有力，则火迫血行，阳气生发、固摄力量错乱，则妇人血崩。

"崩"和"漏"不一样，所谓血崩，就是大出血，口渴，喜欢饮水自救。漏，就是淋漓不尽，没完没了，时间拖得特别久。月经淋漓不断或一月之内忽然来两次者，属于过度劳累（包括心灵创伤），或元气大虚，统摄失职。还有一种情况是子宫有瘀血或者肌瘤，人体试图破瘀而不得，反而导致淋漓，尤其是快绝经的妇女，遇到这种情形要到医院做彻底的检查，不要任其发展至贫血。

现在很多女孩子有月经问题，要是赶上母亲再是个粗心的，这孩子就没得救了。前些天有个父亲领女儿来看病，女孩儿已经大学毕业工作了，有厌食症，还有月经淋漓，如此便瘦弱不堪。临走的时候父亲亲自蹲下来给女儿系鞋带，这个动作让我又吃惊又无奈，我说这女儿嫁不出去了，天下到哪儿去找一个像爸爸一样疼爱她的好男人啊。由此也能理解为什么是父亲带着女儿来看病，而不是妈，她的妈一定性格粗犷，对女儿的身体不管不顾，甚至潜意识里还厌烦这个女儿，成天病病歪歪的，夺走了父亲全部的爱……

8.阴脉·阳脉

下面讲这一篇的最后一段。

> 三阴俱搏，二十日夜半死；二阴俱搏，十三日夕时死；一阴俱搏，十日死；三阳俱搏且鼓，三日死；三阴三阳俱搏，心腹满，发尽，不得隐曲，五日死；二阳俱搏，其病温，死不治，不过十日死。

这段翻译过来就是，三阴，指手太阴肺、足太阴脾之脉，都搏击于指下，大约到二十天夜半时死亡；二阴，指手少阴心、足少阴肾之脉，俱搏击于指下，大约到十三天傍晚时死亡；一阴，指手厥阴心包络、足厥阴肝之脉，俱搏击于指下，而鼓动过甚的，三天就要死亡。三阴三阳之脉俱搏，心腹胀满，阴阳之气发泄已尽，大小便不通，则五日死；二阳，指足阳明胃、手阳明大肠之脉，俱搏击于指下，当患有温病，无法治疗，不过十日就要死了。

这一段是阴脉、阳脉异于寻常之脉时，可以判断其死期。这里面要注意的是：脉象"俱搏""俱搏且鼓"时，都是危险的脉象。而柔柔弱弱的脉象，倒还安全。至于为什么"二十日夜半死""十三日夕时死"等，恐怕又得阙如，解释不清楚不如不解释。大凡《黄帝内经》讲到这部分时，都令人迷惑，既然中医专家都没几个懂的，大家也不必太费心血。其中，"夜半死"等，还好理解，夜半为阴阳反转之时，反转不利时，则死。

好，这一章终于讲完了。这一章的要点有两个，一个是脉象，一个是病的传变。脉象的基础是阴阳，疾病传变的基础是五行。之所以在第五篇《阴阳应象大论》后，第六篇《阴阳离合论》讲三阴三阳开阖枢，第七篇《阴阳别论》又讲了脉象和病传，无非还是"应象"的具体应用，如果说《上古天真论》《四气调神大论》《阴阳应象大论》等在讲天道、地道，那么，到了第六篇和第七篇则是人体之道，这个人体之道还是要与天地之道相应，不精熟阴阳与五行，就无法解决人的问题。说来说去，终归是阴阳、五行、中庸这些"理"重要，把这些"道"和"理"都掌握了，天下的事儿、身体的事儿，都不是事儿。